ERNÄHRUNGS-THERAPIE

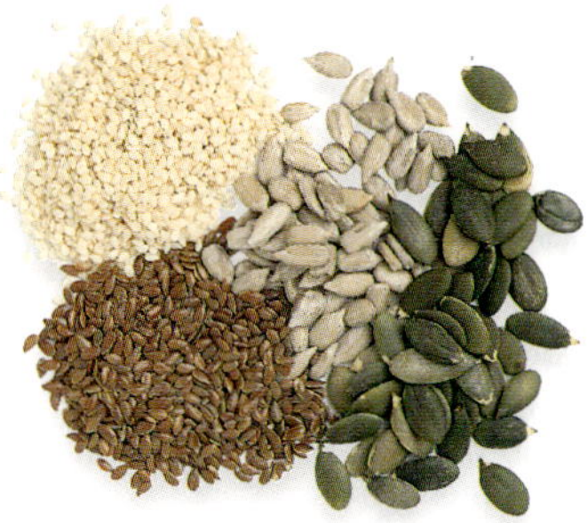

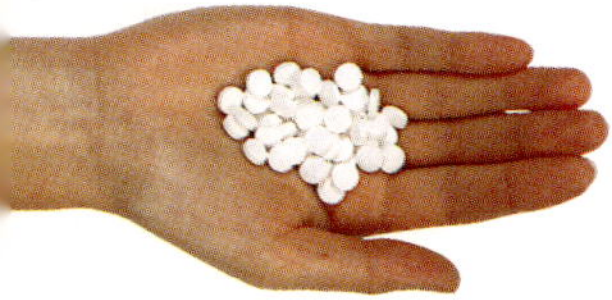

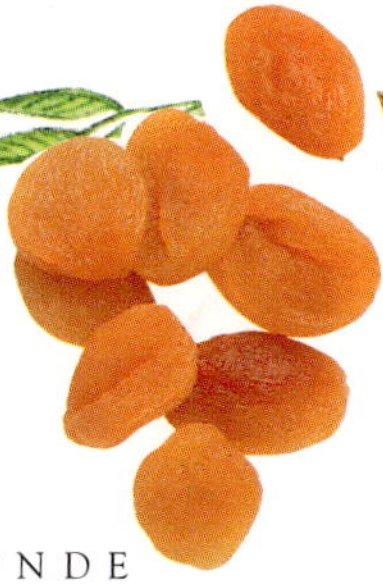

ALTERNATIVE HEILKUNDE

ERNÄHRUNGS-THERAPIE

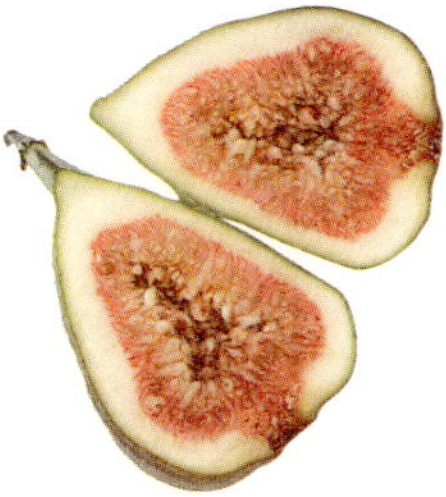

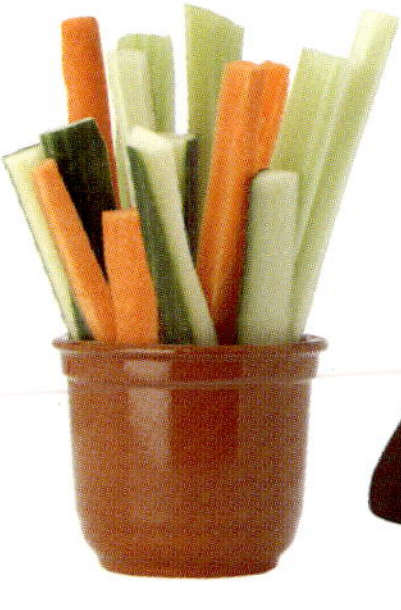

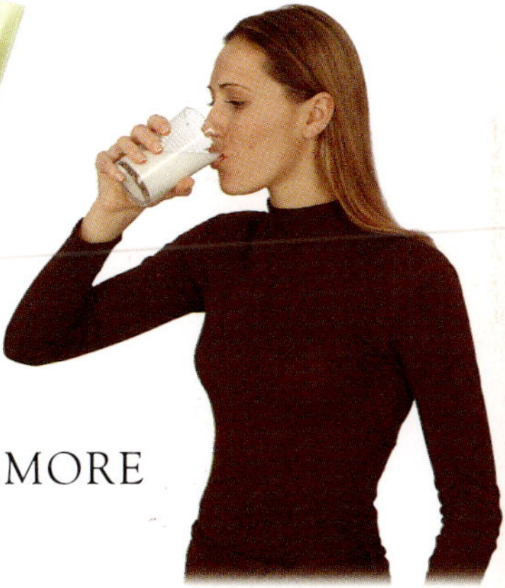

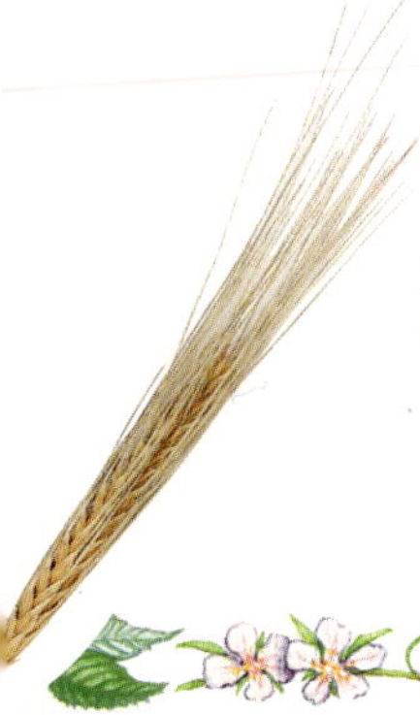

DENISE MORTIMORE

KÖNEMANN

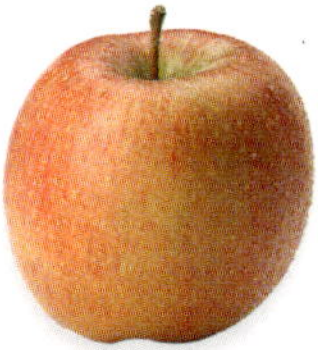

Originaltitel: Nutritional Healing

Könemann Verlagsgesellschaft mbH
Bonner Str. 126, D-50968 Köln
Übersetzung aus dem Englischen:
Wolfgang Beuchelt (für Regine Ermert)
Koordination, Redaktion und Satz:
Regine Ermert
Fachliche Beratung: H.-B. Hannebohn
(für Regine Ermert)

Projektleitung: Sylvia Hecken
Herstellungsleitung: Detlev Schaper
Assistenz: Ursula Schümer
Druck und Bindung: Sing Cheong
Printing Co., Ltd.
Printed in Hong Kong, China

ISBN 3-8290-2048-1
10 9 8 7 6 5 4 3 2 1

DANKSAGUNG:
Der Verlag dankt für die Überlassung von Abbildungen:
Hutchinson: S. 6 o. l., 7 o., 16 u., 17; Image Bank: S. 21 u.; Science Photo Library: S. 10, 28; ZEFA: S. 6 r., 13, 39 u., 40, 52 o. l.

Besonderer Dank geht an Aje Jikiemi-Roberts, Elin Osmond, Donna Poplett, und Andrew Stemp für die Hilfe bei den Fotografien sowie an Felicity Jackson für das Projektmanagement.

WICHTIGER HINWEIS:
Dieses Buch ersetzt keine medizinische Beratung! Konsultieren Sie darum vor jeder Selbstbehandlung einen qualifizierten Heilpraktiker, Therapeuten oder Arzt!

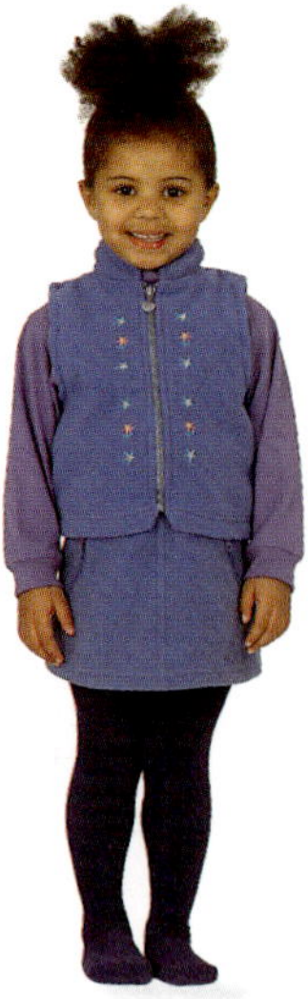

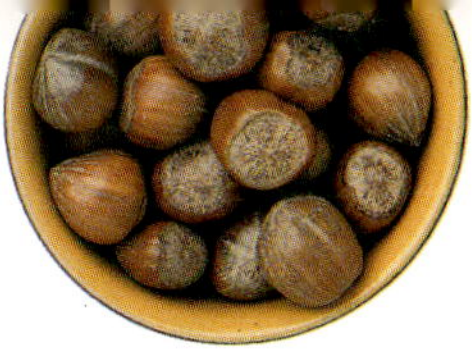

Inhalt

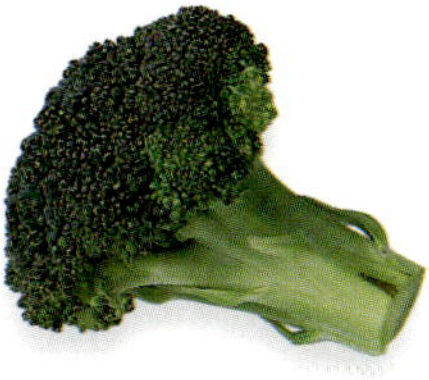

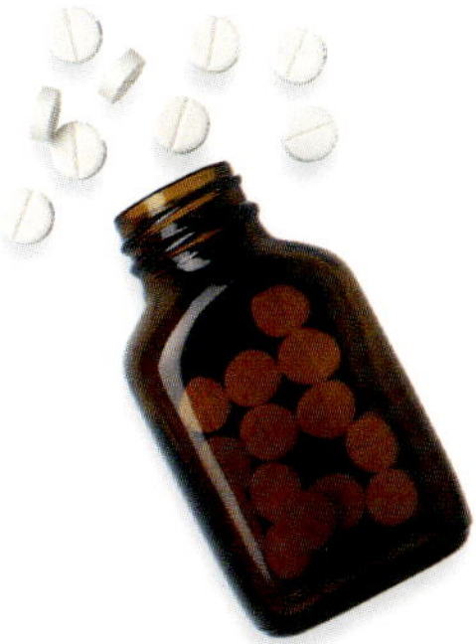

Was ist Ernährungstherapie?

Die Ernährungstherapie setzt gezielt Lebensmittel und Nahrungsergänzungsstoffe ein, um Erkrankungen vorzubeugen und den Gesundheitszustand zu verbessern. Sie ist bemüht, Krankheiten ohne Zuhilfenahme synthetischer Medikamente zu überwinden und Wohlbefinden auf natürliche Weise zu fördern. Ernährungsprogramme sind zudem so einfach durchzuführen, daß jeder diese Heilmethode nutzen kann.

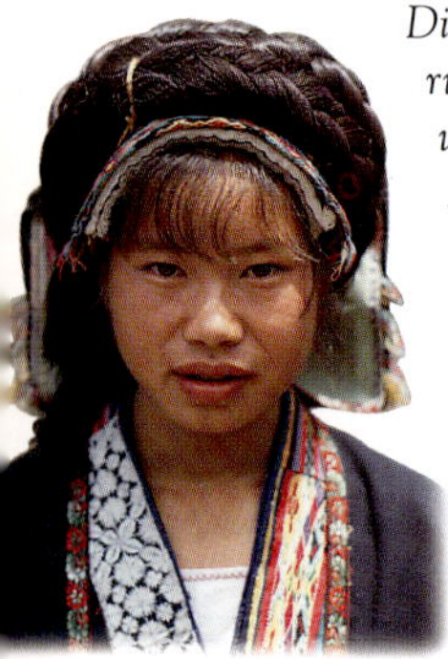

LINKS: ***Jeder Mensch hat eine individuelle Körperchemie.***

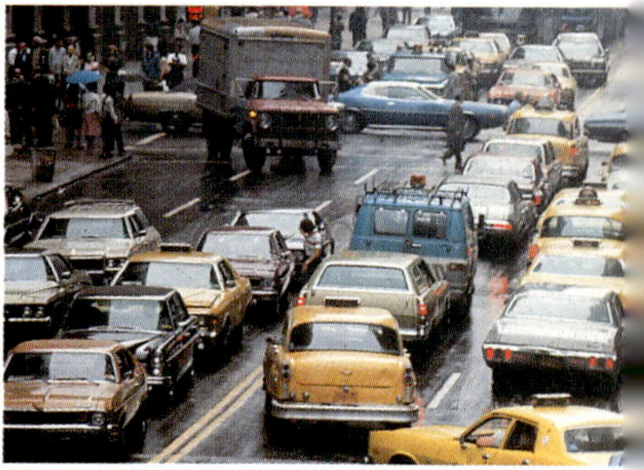

OBEN: ***Luftverschmutzung kann die Nährstoffaufnahme des Körpers beeinträchtigen.***

Richtige Ernährung kann den Körper anregen, Erkrankungen selbst zu heilen. Der ganzheitliche Ansatz der Ernährungstherapie zielt darauf ab, die Abwehrkräfte des gesamten Organismus zu stärken, statt nur einzelne Krankheitssymptome zu bekämpfen.

Da jeder Mensch über eine individuelle Körperchemie verfügt, die durch Vererbung, Konstitution, Lebensweise und Umwelt geprägt ist, muß ein wirksames Ernährungsprogramm gezielt auf den einzelnen und seine Bedürfnisse abgestimmt sein. Der menschliche Körper ist ein überaus komplexes System, das zu seiner optimalen Erhaltung bestimmter Bedingungen bedarf. Neben Sauerstoff, Wasser, Wärme und Sonnenlicht spielt eine gute Nährstoffzufuhr – Eiweiße, Kohlenhydrate, Fette, Vitamine und Mineralstoffe – die wichtigste Rolle.

Anders als die direkten und eindeutigen Folgen, etwa eines akuten Sauerstoffmangels, äußert sich ein Nährstoffmangel häufig zeitverzögert und in ganz verschiedenen Formen, die von einer leichten, fast unmerklichen Gesundheitsschwäche bis zu einer schleichenden Ausbildung chronischer Beschwerden reichen können. Umweltgifte, Medikamentenmißbrauch und ein generell ungesunder Lebensstil beeinträchtigen zusätzlich die

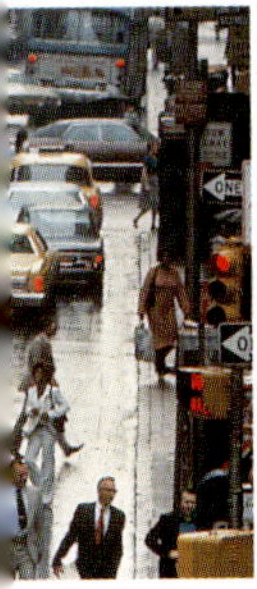

Aufnahme und Verwertung von Nährstoffen und behindern die Ausscheidung von Giftstoffen. So wird eine Erkrankung nahezu unvermeidlich.

Glücklicherweise besitzt der Körper die Fähigkeit, sich selbst zu heilen und gesund zu erhalten, wenn man ihn nur mit der richtigen Ernährung, den notwendigen Präparaten und einer vernünftigen, verantwortungsvollen Lebensweise (wieder) dazu animiert.

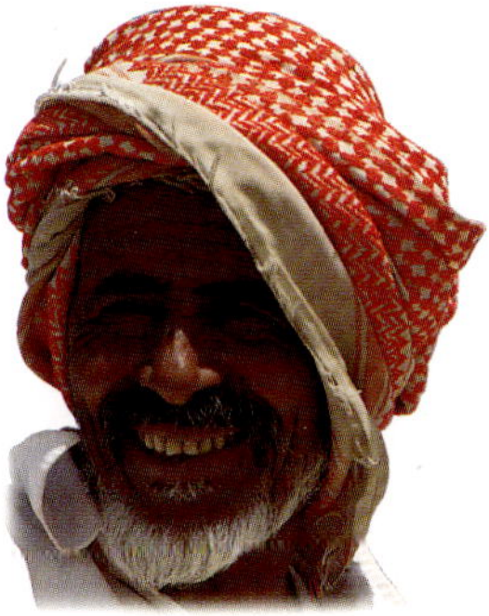

OBEN: ***Jeder Mensch braucht einen individuellen Ernährungsplan.***

EINE UNGESUNDE LEBENSWEISE

Die Folgen falscher Ernährung werden verstärkt, wenn der Körper zusätzlich durch diese Faktoren belastet wird:

- Bewegungsmangel
- Rauchen
- Streß
- fehlende Ruhe
- mangelnde Entspannung

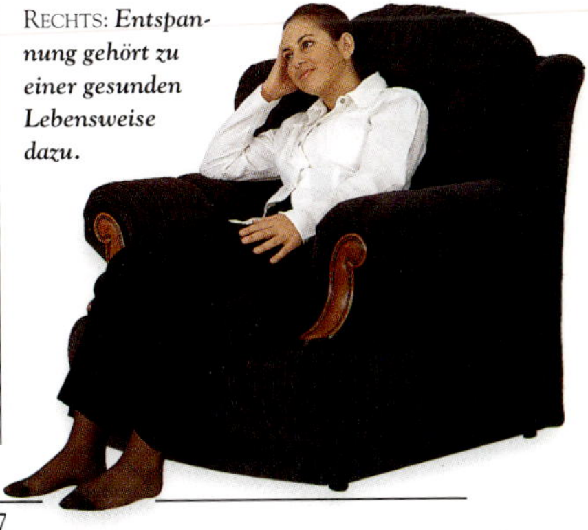

RECHTS: ***Entspannung gehört zu einer gesunden Lebensweise dazu.***

Geschichte

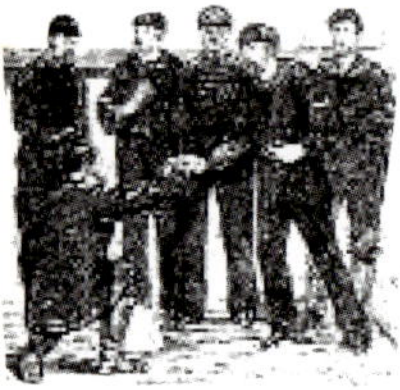

OBEN: **Matrosen litten durch Vitamin-C-Mangel an Skorbut.**

In der modernen Industriegesellschaft haben sich unsere Nahrungsmittel und Ernährungsgewohnheiten weit von unseren natürlichen evolutionsbedingten Bedürfnissen entfernt. Kaum eine Speise, die frei von dubiosen Zusatzstoffen wäre. Dazu kommen die Verschmutzungen von Erde, Luft und Wasser. Unser überlasteter Stoffwechsel produziert giftige Stoffwechselprodukte, und unser Körper muß all diese Giftstoffe unschädlich machen und ausscheiden, eine Aufgabe, die ihn sehr belastet.

Die Schadstoffe erhöhen auch unseren Bedarf an essentiellen (lebenswichtigen) Nährstoffen, die wir für das Wachstum, die normalen Organfunktionen und zur Lebenserhaltung benötigen. Ernährung ist der Prozeß, bei dem der Körper der Nahrung Nährstoffe entnimmt und ihre effiziente Aufnahme und Verwertung durchführt. Essentielle Nährstoffe müssen dem Organismus mit der Nahrung zugeführt werden, da er sie nicht selbst produzieren kann.

Nährstoffmängel sind heute weit verbreitet, und nicht nur bei Menschen, die ohnehin gesundheitlich beeinträchtigt sind, sondern in besonderem Ausmaß bei jenen, die typische »westliche« Nahrung zu sich nehmen. Sie ist einerseits durch eine ungesunde Zusammenstellung, andererseits durch einen Mangel an essentiellen Nährstoffen gekennzeichnet. Eine nährstoffarme Nahrung enthält in der Regel auch große Mengen an

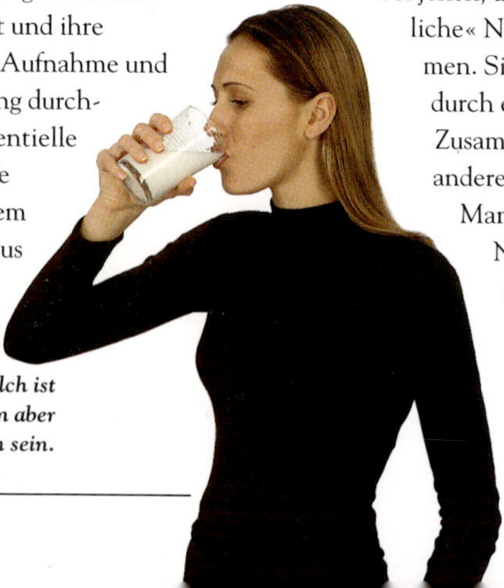

RECHTS: **Milch ist nahrhaft, kann aber auch ein Allergen sein.**

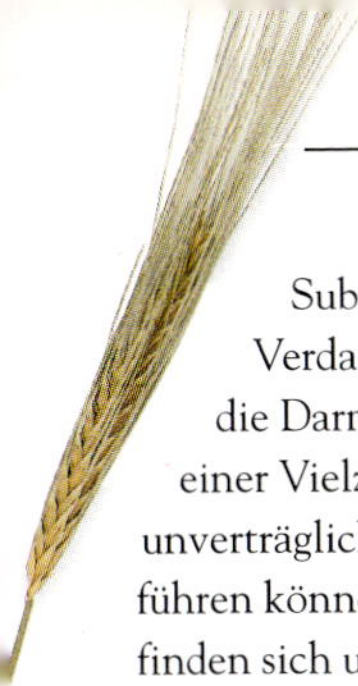

Substanzen, die die Verdauung beeinträchtigen, die Darmwände reizen und zu einer Vielzahl von Lebensmittelunverträglichkeiten und -allergien führen können. Diese Substanzen finden sich unter anderem in Weizen, Milch, Hefe, Eiern, Zitrusfrüchten und Alkohol.

OBEN: ***Weizen, ein häufiges Allergen, kann Verdauungsstörungen auslösen.***

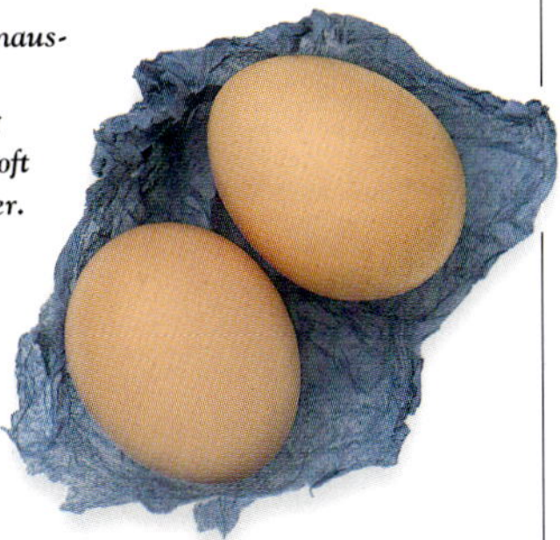

RECHTS: ***Unausgewogene Ernährung beinhaltet oft zu viele Eier.***

WAS WIR HEUTE ESSEN, PRÄGT MORGEN UNSERE GESUNDHEIT

Extrem ungesunde Ernährung und falsche Eßgewohnheiten führen sehr rasch zu ernsten klinischen Symptomen. Dagegen kann eine nur durchschnittlich schlechte Ernährung subklinische Mängel erzeugen, die sich oft jahrelang nicht als diagnostizierbare Probleme darstellen. Schon früh hat die Ernährungsforschung erkannt, daß Nährstoffmängel krank machen; ein Mangel an Vitamin C zum Beispiel führt unweigerlich zu Skorbut. Die meisten Nährstoffe jedoch besitzen kein so spezifisches Mangelsymptom, ihre mangelhafte Zufuhr bewirkt eher eine Vielfalt scheinbar nicht zusammenhängender Störungen, die oft nicht eindeutig als ernährungsbedingt erkannt werden. Solche subtilen Gesundheitsbeschwerden können sich zu ernsten Beschwerden entwickeln, wenn sie über Jahre hinweg unbehandelt bleiben. Der Satz »Wir sind, was wir essen« sollte also richtiger lauten: »Wir sind, was wir vor einer Weile gegessen haben.«

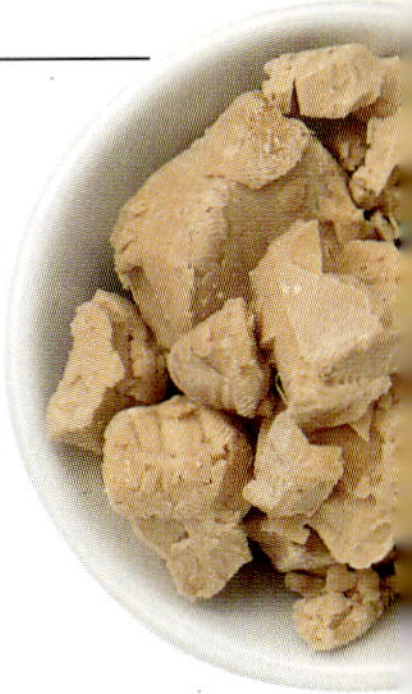

OBEN: ***Hefe enthält wichtige Vitamine und Mineralstoffe, kann aber Allergien auslösen.***

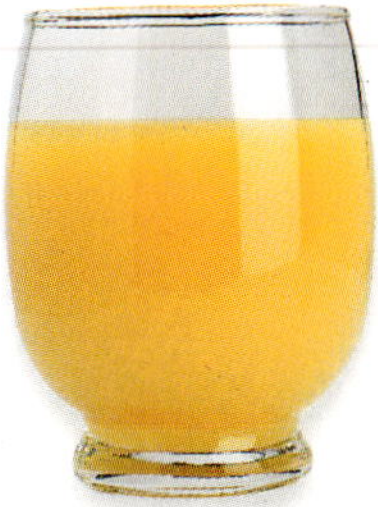

OBEN: ***Vitamin C ist lebensnotwendig, Zitrusfrüchte aber können Reizstoffe enthalten.***

Der Zusammenhang zwischen Biochemie und Krankheit

Eine Verschlechterung der Gesundheit äußert sich zuerst in ganz verschiedenen Beschwerden, die meistens eine gemeinsame Ursache haben. Der Auslöser scheint ein Zusammenbruch der Funktionen essentieller Nährstoffe zu sein, wodurch ein biochemisches Ungleichgewicht im Körper entsteht.

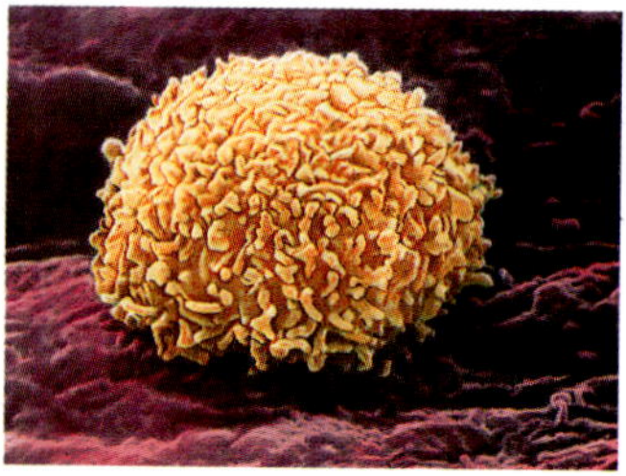

OBEN: ***Die Leistungsfähigkeit auch dieser weißen Blutzelle hängt von der Nährstoffaufnahme ab.***

Trotz der chemischen Ähnlichkeit zwischen manchen essentiellen Nährstoffen (Natrium und Kalium oder Kalzium und Magnesium) ist ihre biochemische Wirkung doch sehr verschieden, denn sie erfüllen unterschiedliche Funktionen. Bricht zum Beispiel das Zusammenspiel zweier antagonistisch wirkender Stoffe (wie Natrium und Kalium) zusammen, kommt es zu einem biochemischen Ungleichgewicht und folgerichtig zu Krankheitssymptomen.

Wenn außerdem die Menge essentieller Nährstoffe unter das Optimalniveau fällt, versagt die Fähigkeit der Körperzellen, wichtige Nährstoffe zurückzuhalten und andere Substanzen auszuscheiden. Der Säure-Basen-Haushalt gerät ins Ungleichgewicht. Die Eiweiße werden nicht mehr richtig verdaut und die Aminosäuren nicht angemessen aufgenommen. Zusätzlich werden die Darmschleimhäute durch unverdaute Speisen gereizt. Es vermehren sich schädliche

Bakterien, was häufig zu Blähungen, Bauch- und Magenschmerzen und anhaltender Flatulenz führt. Gereizte und geschwächte Darmschleimhäute wiederum entlassen unvollständig verdautes Material direkt in den Blutkreislauf, wodurch eine Immunabwehrreaktion ausgelöst werden kann, die ihrerseits Lebensmittelunverträglichkeiten und -allergien zur Folge hat.

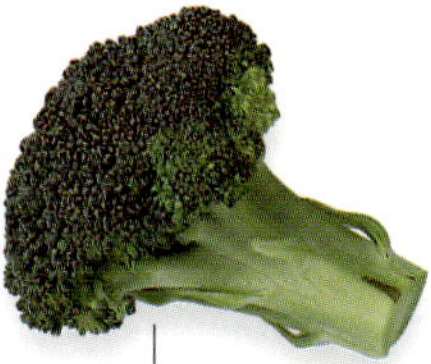

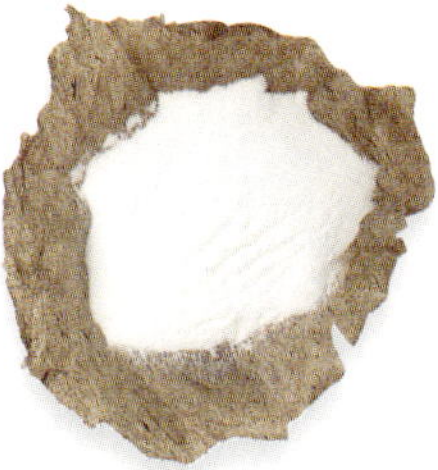

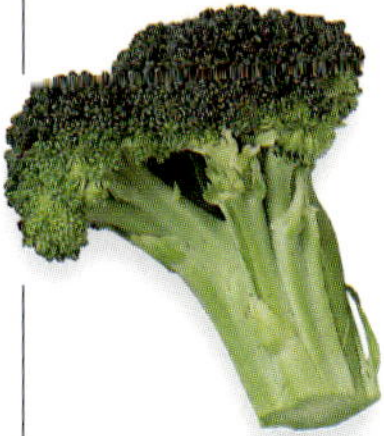

OBEN: ***Kalzium ist ein lebenswichtiger Mineralstoff.***

LINKS: ***Brokkoli ist ein guter Kalziumlieferant.***

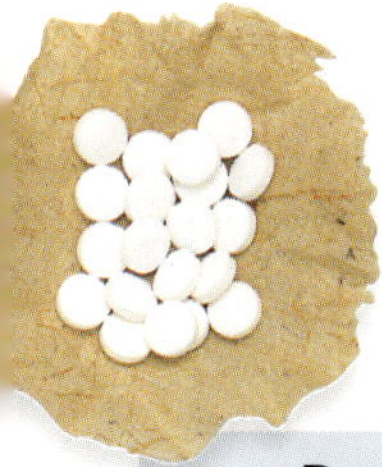

LINKS: ***Ältere Menschen benötigen häufig Magnesiumpräparate.***

DER MAGEN

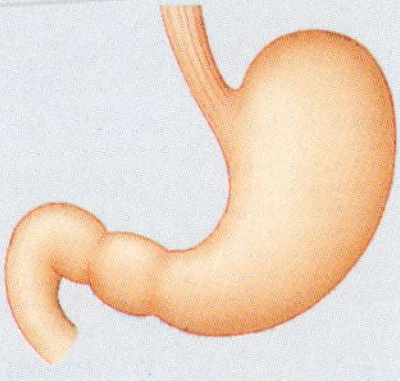

OBEN: ***Der Magensaft bedarf zur Eiweißverdauung eines gewissen Säuregrads.***

FAKTOREN EINER KRANKHEITSENTWICKLUNG

Viele Erkrankungen und Beschwerden werden durch einen oder mehrere von vier Hauptfaktoren ausgelöst, die zu einem biochemischen Ungleichgewicht führen:

- Schlechte Verdauung (unzureichende Magensäure und/oder mangelhafte Produktion von Verdauungsenzymen)
- Lebensmittelunverträglichkeit oder -allergie (regelmäßiger Verzehr reizauslösender Speisen)
- Nährstoffmangel (unzureichende und/oder schlechte Aufnahme von Nährstoffen)
- Toxische Überbelastung (die Unfähigkeit des Körpers, giftige Substanzen auszuscheiden)

Die Gesundheit wiederherstellen

Ein biochemisches Ungleichgewicht hat zunächst einen unzureichenden Stoffwechsel, verminderte Körperenergie und gelegentliche Fehlfunktionen zur Folge. Diese anfänglichen Beschwerden können sich zu ausgeprägten Krankheiten entwickeln, die nicht immer auf den ersten Blick mit Ernährungsproblemen in Zusammenhang zu stehen scheinen. Um die Gesundheit wiederherzustellen, befaßt sich die Ernährungstherapie zunächst mit den Faktoren der Krankheitsentwicklung.

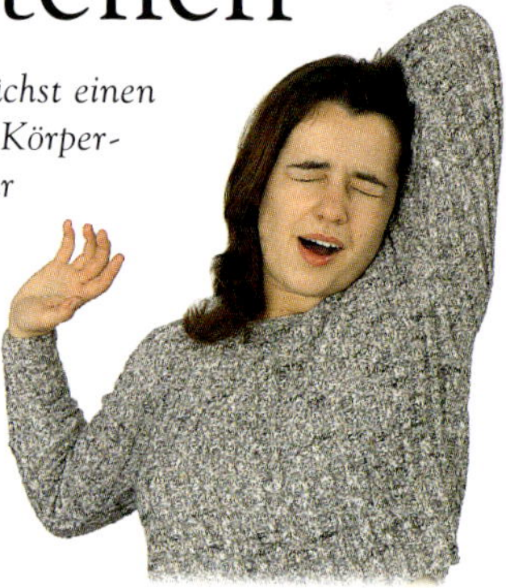

OBEN: ***Ein Energiemangel kann auf ein biochemisches Ungleichgewicht zurückzuführen sein.***

Die Heilung wird durch eine Änderung der Ernährung in fünf Schritten eingeleitet:

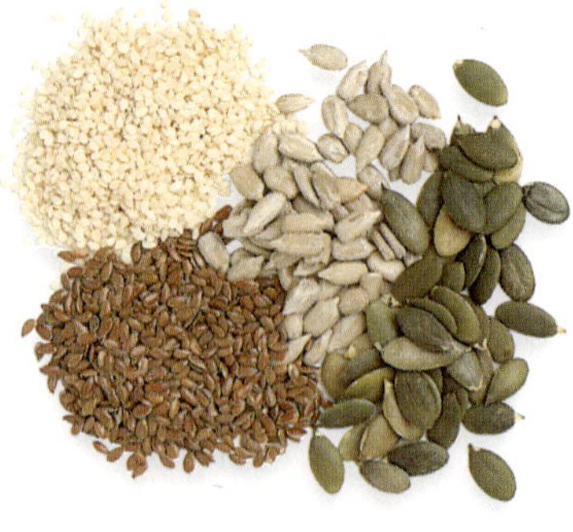

• Korrektur einer unzureichenden Verdauung und Beseitigung von unverträglichen Nahrungsbestandteilen durch die Kombination der richtigen Speisen und Beobachtung der Reaktionen auf verschiedene Lebensmittelgruppen.

• Senkung der giftigen Überbelastung durch Erhöhung des Anteils nährstoffreicher Speisen und Reduzierung des Anteils schwerer bzw. raffinierter Nahrungsmittel.

LINKS: ***Samen waren ein wichtiger Teil der Ernährung unserer Urahnen.***

- Freisetzen von Heilenergie für die Beseitigung von Giften durch eine Auswahl von Speisen aus unserer »Ur-Nahrung« (S. 14).
- Wiederherstellung der Darmflora, die die Aufnahme wichtiger Mineralstoffe, Vitamine, Aminosäuren, essentieller Fettsäuren und anderer wesentlicher Substanzen verbessert.
- Identifizierung und Unterstützung geschwächter, überlasteter oder erschöpfter Organe durch die richtige Anwendung von Nährstoffpräparaten.

Außerdem können Veränderungen in der Lebensweise erforderlich sein, zum Beispiel die Aufnahme von sportlicher Betätigung.

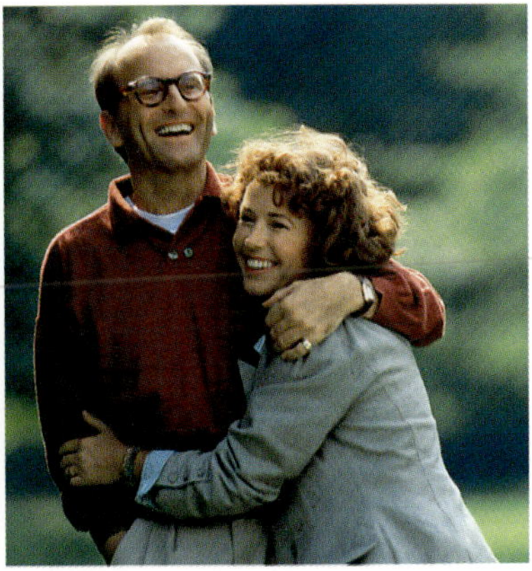

OBEN: ***Die Ernährungstherapie verhilft zu einem erfüllteren Leben.***

GESCHWINDIGKEIT DER BESSERUNG

Eine nachhaltige Besserung wird eher durch eine schrittweise Ernährungsveränderung erreicht als durch drastische Maßnahmen. Das heißt, die Erfolge der Ernährungstherapie zeigen sich nicht so rasch wie die einer konventionellen medizinischen Behandlung; man muß Geduld aufbringen. Dennoch sollten Sie innerhalb von zwei bis vier Wochen nach Beginn des Programms die ersten Fortschritte beobachten können. Sie hängen davon ab, wie lange Sie bereits unter Beschwerden litten, wie diszipliniert Sie sich an das neue Programm halten, wie gut die eingesetzten Präparate und wie weitreichend die Maßnahmen sind, die Sie in anderen Lebensbereichen vornehmen.

Es braucht Zeit, die Verdauung zu optimieren, Giftstoffe zu entfernen und den Körper umzustellen. Ein Gesundheitsproblem, das Jahrzehnte zu seiner Entwicklung gebraucht hat, wird sich kaum in wenigen Augenblicken lösen lassen. Wenn Sie allerdings die Ausdauer zeigen, ein neues Ernährungsprogramm durchzuhalten, werden Sie vielfach belohnt werden.

Ur-Nahrung

Die ersten Menschen waren vermutlich Fleischesser, wobei Samen, Nüsse, Früchte, Knollen und Wurzeln die Ernährung ergänzten. Fisch und andere Meeresfrüchte kamen wahrscheinlich vor rund 25 000 Jahren auf den Speiseplan, und erst 20 000 Jahre später begannen diese Jäger und Sammler, Getreide anzubauen und zu kultivieren.

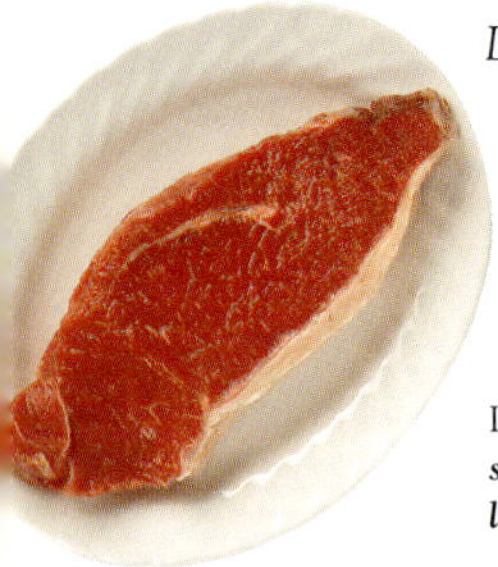

LINKS: **Fleisch gehörte schon immer zur menschlichen Ernährung.**

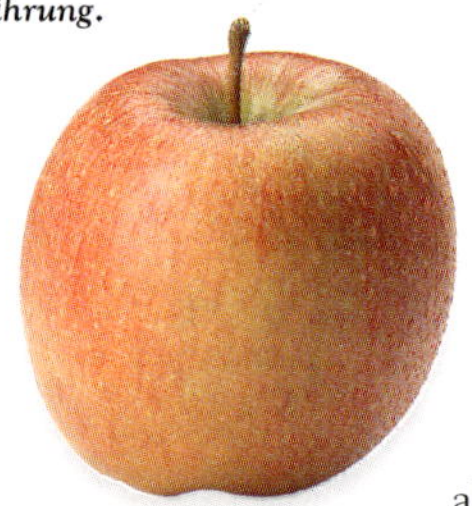

OBEN: **Obst war immer ein wichtiger Bestandteil einer gesunden Ernährung.**

Das erjagte Wild war fettarm (etwa 5 % Fettanteil im Gegensatz zu rund 30 % bei heutigem Zuchtfleisch) und enthielt die rund fünffache Menge an mehrfach ungesättigten Fettsäuren wie das Fleisch von Zuchttieren. Diese einfache Ernährung hatte insgesamt einen gut dreimal höheren Gehalt an mehrfach ungesättigten Fettsäuren als an gesättigten. Heute ist dieses Verhältnis umgekehrt.

Schätzungen besagen, daß die Kaliumaufnahme in der Steinzeit um das Zehn- bis Fünfzehnfache über der Natriumaufnahme lag (wir nehmen heute rund fünfmal mehr Natrium als Kalium zu uns) und daß wir heute im Vergleich zu unseren Vorfahren nur ein Drittel der Faserstoffe und ein Zehntel des Vitamin C zu uns nehmen. Ernährt man ein Tier in einer Weise, die stark von derjenigen abweicht, die es in der entscheidenden Phase seiner Evolution entwickelt hat, wird man kaum erwarten, daß es gesund bleibt. Es wird zwangsläufig erkranken, und genau dies widerfährt uns.

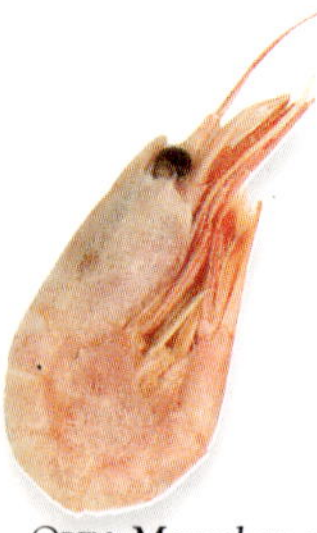

OBEN: **Menschen essen schon seit 25 000 Jahren Meeresfrüchte.**

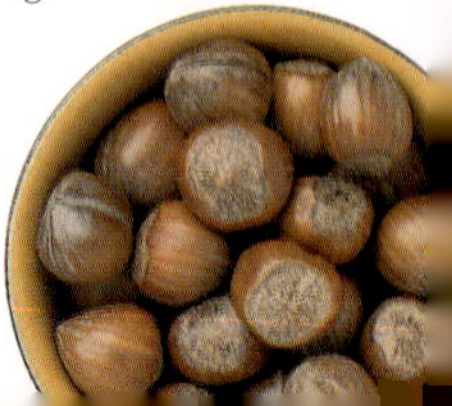

UNTEN: **Nüsse liefern wertvolle Mineralien.**

Kulturabhängige Ernährung

Jeder Kulturkreis hat seine eigene Art der Auswahl und Zubereitung von Speisen entwickelt. Einige dieser Ernährungsweisen existieren seit Jahrhunderten, andere sind erst jüngst entstanden. Aufgrund der unterschiedlichen Körperchemie benötigen Menschen Zeit, sich an neue Ernährungsweisen zu gewöhnen. Je länger eine Gruppe an ihrer spezifischen Ernährung festhält, desto stärker ist der einzelne daran gebunden. Folgerichtig können plötzliche, gravierende Umstellungen zu degenerativen Erkrankungen führen. Einen Beleg für diese These liefern Zuwanderer aus anderen Teilen der Welt, die mit der westlichen Ernährungsweise auch ihre degenerativen Erkrankungen annehmen.

Italien

Oliven und Olivenöl bilden, mit Nudeln und Fleisch, einen wichtigen Teil des Speiseplans. Die Italiener bevorzugen frische Kräuter, insbesondere Basilikum.

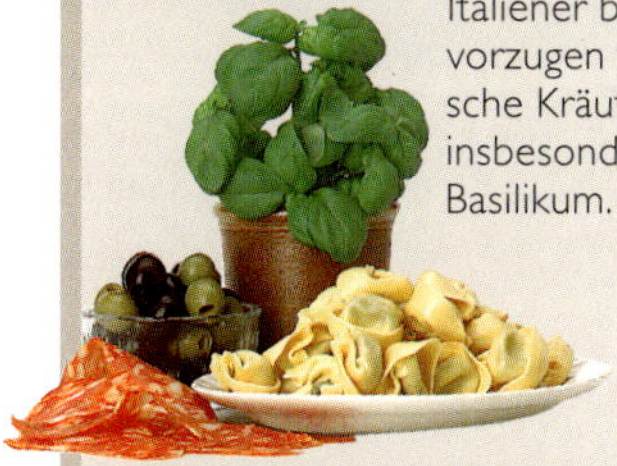

Indien

Viele der stark gewürzten Gerichte sind vegetarisch. Chilischoten verleihen ihnen Schärfe. Hauptnahrungsmittel sind Reis und zahlreiche Brotsorten.

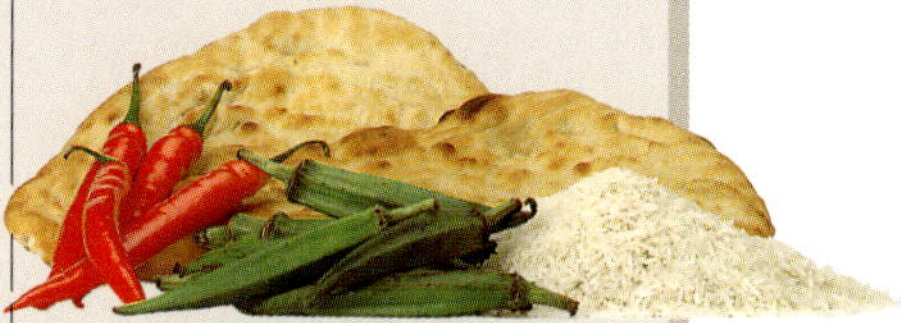

China

Sojasauce, Ingwer und Frühlingszwiebeln sind beliebte chinesische Gewürze, und Krabbengebäck ist eine gängige Beilage.

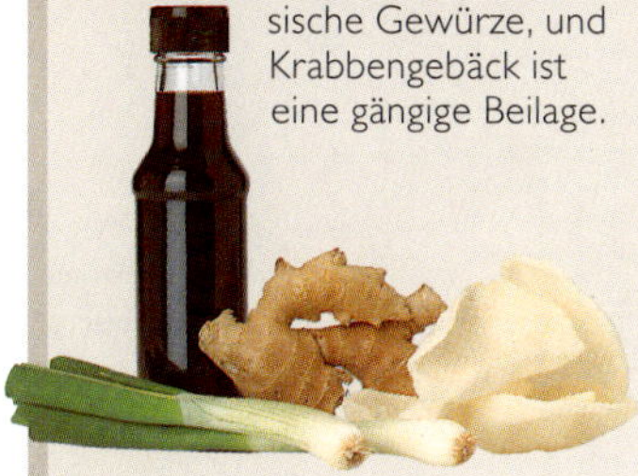

Frankreich

Die weltberühmte französische Küche bedient sich frischer Zutaten. Zu den Gerichten wird meist ein Glas Wein getrunken.

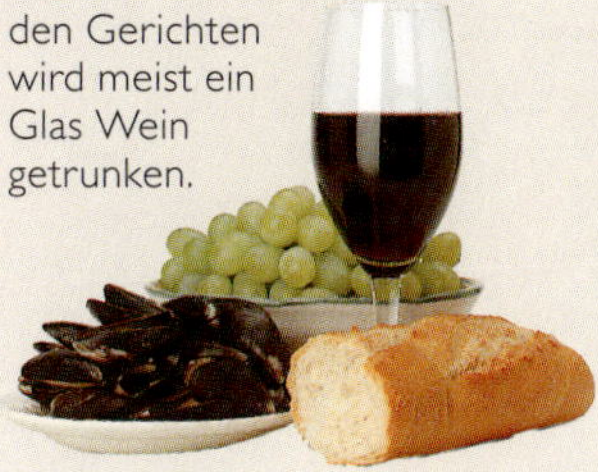

Moderne Ernährung

Mit der Berücksichtigung »ursprünglicher« Ernährung, kulturbedingter Eßgewohnheiten und individueller Biochemie leistet die Ernährungstherapie ihren Beitrag bei der Behandlung vieler chronischer Krankheiten wie Diabetes, Herz-Kreislauf-Erkrankungen, Arthritis und Krebs.

Industriell verarbeitete Nahrungsmittel und eine große Zahl von Fertiggerichten sind ebenso Teil der heutigen Ernährungsweise wie die Übergewichtsproblematik und die Zunahme von Schadstoffen in Lebensmitteln.

Industrielle Verarbeitung

Die industrielle Herstellung und Bearbeitung von Lebensmitteln nahm ihren Anfang im 19. Jahrhundert.

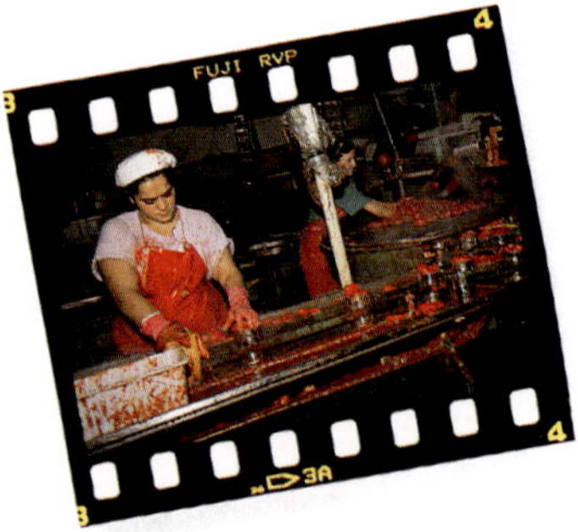

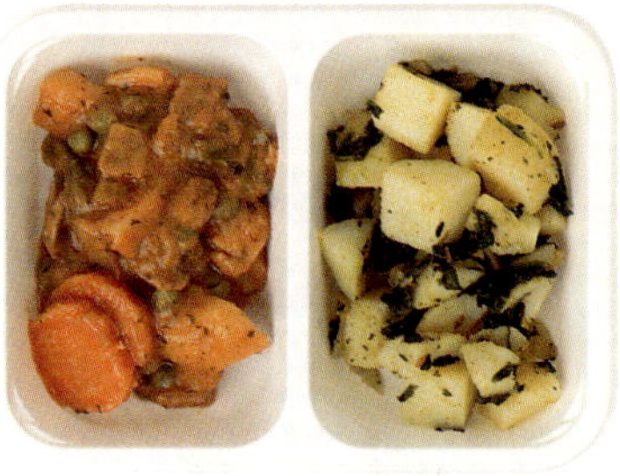

UNTEN LINKS: ***Essentielle Nährstoffe werden durch die Verarbeitung zerstört.***

OBEN: ***Fertiggerichte enthalten künstliche Zusatzstoffe.***

Fertiggerichte

Diese neuen Speisen entstanden als Weiterentwicklung der Lebensmitteltechnologie. Sie sind preisgünstig herstellbar und einfach zu vertreiben, zu lagern und zuzubereiten. Um sie haltbarer und ansehnlicher zu machen, fügt man chemische Substanzen wie Farb-, Konservierungs- und

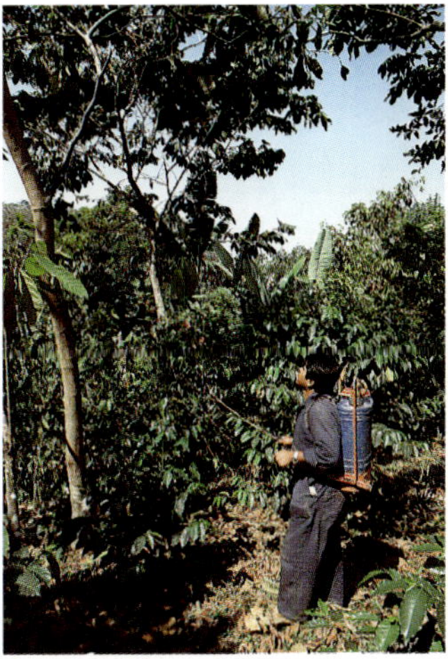

OBEN: ***Über die Nahrung gelangen Pestizide in unser Essen und unseren Körper.***

Geschmacksstoffe hinzu, von denen einige empfindliche Menschen belasten können.

Zwar wird versichert, daß jeder Zusatzstoff sorgfältig auf seine Unbedenklichkeit getestet wurde, doch stehen einige von ihnen im Verdacht, bei entsprechender Anfälligkeit Allergien auszulösen. Außerdem fehlen Untersuchungen, wie die verschiedenen Substanzen in Kombination (so wie sie im Essen auftreten) wirken. Da zudem in den meisten Fällen der Nährstoffgehalt der Fertiggerichte gering ist, sollte man sie meiden.

UMWELTVERSCHMUTZUNG

Um die Nahrungsmittelproduktion der steigenden Nachfrage und den Markterfordernissen einer internationalen Wirtschaft anzupassen, wird in der modernen Landwirtschaft massiv auf große Mengen chemischer Dünger und Pestizide zurückgegriffen.

Einige dieser Chemikalien und ihre Zerfallsprodukte finden ihren Weg in unsere Nahrung und damit in unseren Körper, wo sie auf drastische Weise in unseren Stoffwechsel eingreifen.

ÜBERGEWICHT

Es heißt, die Menschen im Westen seien überfüttert und unterernährt zugleich. Denn wenn wir auch im Durchschnitt zuviel essen, so ist doch die Qualität unserer Nahrung oftmals so schlecht, daß sie uns nicht ausreichend mit essentiellen Nährstoffen versorgt. Trotz einer so nie dagewesenen verbreiteten Fettleibigkeit in vielen Industrieländern leiden wir gleichzeitig unter einer Mangelernährung. Im Gegensatz dazu werden einige Entwicklungsländer durch verheerende Lebensmittelknappheit von echter Unterernährung heimgesucht.

Unausgewogene Ernährung

Anders als noch vor zwei- oder dreihundert Jahren enthält unsere Nahrung heute viele Substanzen, die unser Körper nicht oder nur schwer verarbeiten kann. Gleichzeitig ist die Versorgung mit Vitaminen und Mineralstoffen mangelhaft. Der übermäßige Verzehr von raffinierten Kohlenhydraten, von Zucker, Salz, gesättigten Fettsäuren (Fleisch und Milchprodukte) und chemisch verarbeiteten Fetten destabilisiert den Organismus in gefährlichem Ausmaß.

Nicht verwunderlich, daß unsere Ernährung, neben der Lebensweise, als Hauptursache und größter Risikofaktor für Krebs, Herz-Kreislauferkrankungen und Osteoporose gilt – von vielen anderen Erkrankungen und Leiden ganz zu schweigen.

Neuere Erkenntnisse bestätigen auch, daß selbst bei weniger bekannten Nährstoffen wie den essentiellen Fettsäuren oder den sekundären Pflanzenstoffen (S. 42), die erst seit etwa 10 Jahren erforscht werden, eine Mangelversorgung zu Krankheiten führen kann. Zu einer Mangelernährung kommt häufig noch der übermäßige Konsum von Stimulantien wie Tee, Kaffee und Alkohol, deren Bedeutung weiterhin verharmlost wird.

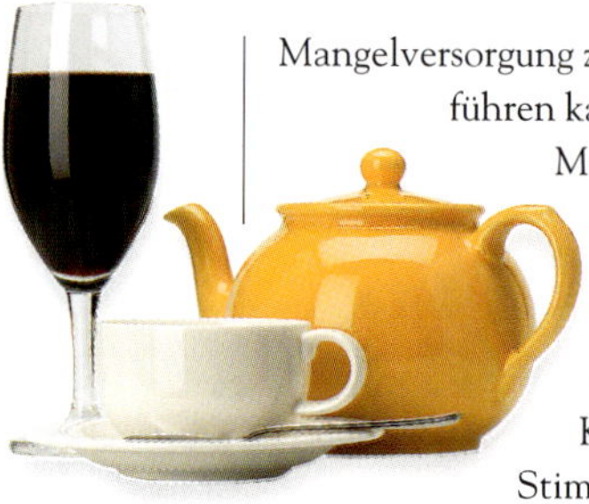

OBEN: ***Stimulantien wie Tee, Kaffee und Alkohol sind im Übermaß gefährlich.***

Gesundheitsämter, Schulen, Universitäten und die Medien haben sich große Mühe gegeben, die Vorteile einer salz- und fettarmen, ballaststoffreichen Ernährung zu propagieren. Aber die durch raffiniertes, schadstoffbelastetes und nährstoffarmes Essen

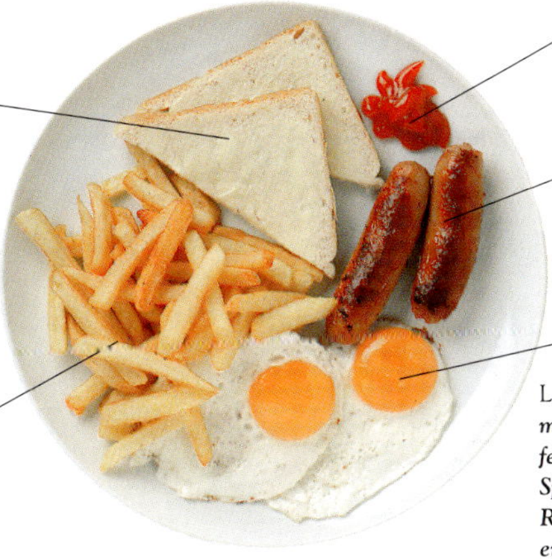

LINKS: ***Der regelmäßige Verzehr fetter, gebratener Speisen erhöht das Risiko von Herzerkrankungen.***

verursachten gesundheitlichen Probleme müssen noch deutlicher hervorgehoben werden. Nur wer gut und umfassend informiert ist, ist in der Lage, gesunde Entscheidungen zu treffen. Durch eine richtige Ernährung und eine gesündere Lebensweise können viele Erkrankungen vermieden und vielleicht sogar geheilt werden.

NACHTEILE DER MODERNEN ERNÄHRUNG

- Zu viele gesättigte Fettsäuren, aber zu wenig essentielle Fettsäuren
- Zuviel Salz, aber eine unzureichende Vielfalt und Menge an essentiellen Mineralstoffen
- Zuviel Zucker und weißes Mehl, aber zu wenige Ballaststoffe
- Zu viele industriell verarbeitete Speisen
- Zu viele Stimulantien (Tee, Kaffee, Alkohol)
- Schädliche Insektizide, Pestizide, Herbizide und Zusatzstoffe

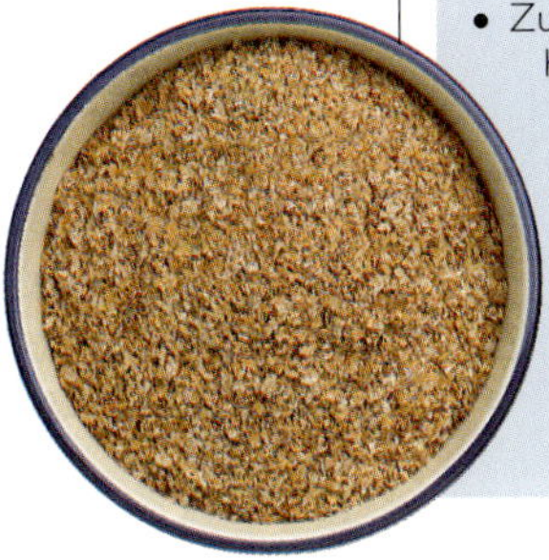

RECHTS: ***Kleie enthält die Ballaststoffe und lebenswichtigen Nährstoffe, die weißem Mehl fehlen.***

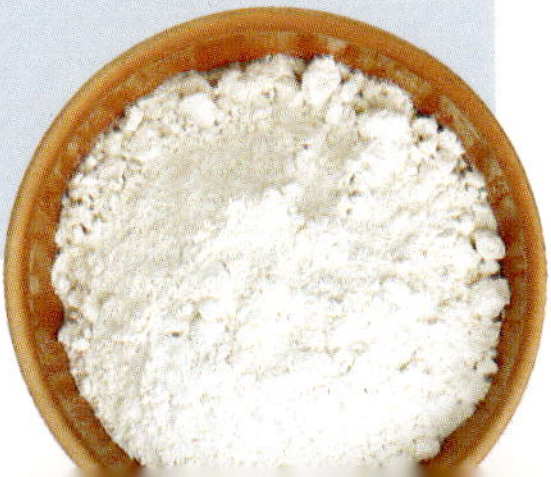

Wie viele Nährstoffe brauchen wir?

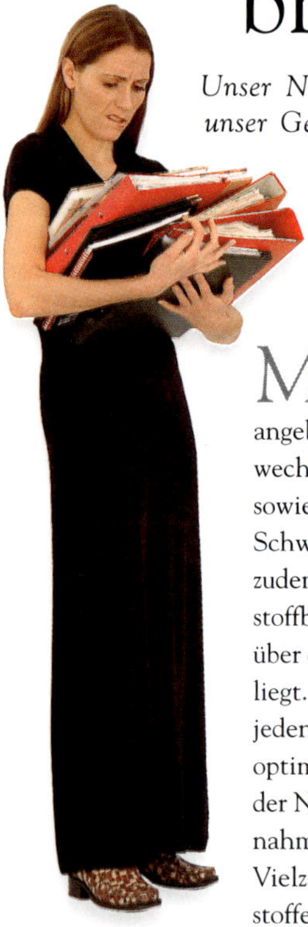

Unser Nährstoffbedarf variiert mit den Anforderungen, die unser Gesundheitszustand, unser Alter, unsere Lebensweise und unsere Eßgewohnheiten an unsere Verdauung und unseren Stoffwechsel stellen. Diese Faktoren haben eine direkte Auswirkung auf unsere individuelle Biochemie.

Menschen mit einem angeborenen Stoffwechseldefekt sowie Sportler und Schwangere haben zudem einen Nährstoffbedarf, der weit über dem normalen liegt. Es gibt für jeden von uns einen optimalen Bereich der Nährstoffaufnahme, aber die Vielzahl der Nährstoffe und unsere individuellen biochemischen Unterschiede machen es unmöglich, für jeden der rund 50 bekannten Nährstoffe eine klar definierte Bedarfsmenge zu berechnen.

OBEN: ***Eine aktive Lebensweise erhöht den Nährstoffbedarf.***

Faktoren, die den Nährstoffstatus beeinflussen

- Qualität: Die beste Wahl sind immer qualitativ hochwertige, biologisch angebaute Lebensmittel, auch wenn sie etwas teurer sind.
- Quantität: Kleinere Mengen nährstoffreicher Nahrung sind allemal besser als große Mengen industriell verarbeiteter Speisen.
- Verdauungs- und Aufnahmefähigkeit: Eine gute Verdauung erlaubt eine größere Ausnutzung der essentiellen Nährstoffe.

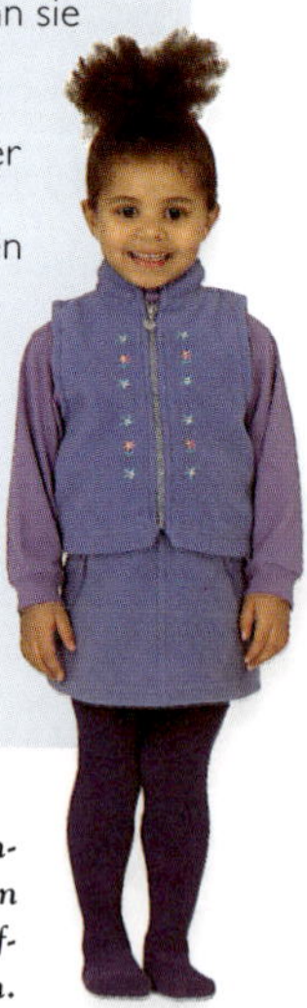

RECHTS: ***Aktive und heranwachsende Kinder haben einen größeren Nährstoffbedarf als ältere Menschen.***

Faktoren für unterschiedlichen Nährstoffbedarf

- **Alter:** Je älter wir werden, desto mehr hochwertige Nährstoffe und desto weniger Kalorien benötigen wir.
- **Wachstumsstand:** Je schneller wir wachsen, desto mehr hochwertige Nährstoffe benötigen wir (betrifft Kinder und Jugendliche).
- **Geschlecht:** Männer und Frauen (besonders schwangere und stillende) des gleichen Alters haben einen unterschiedlichen Bedarf an den gleichen Nährstoffen.
- **Allgemeiner Gesundheitszustand:** Hochwertige Nährstoffe gehen schneller verloren und sind schwieriger zu ersetzen, wenn wir krank sind, insbesondere bei schlechtem Appetit.
- **Stress:** Belastende Situationen können den Körper sehr schnell der essentiellen Nährstoffe berauben.
- **Aktivität:** Je aktiver wir sind, desto höher ist der Nährstoffbedarf.
- **Giftstoffe:** Die Einnahme von Medikamenten und Drogen, aber auch Arbeiten oder Leben in einer schadstoffbelasteten Umgebung erhöhen den Nährstoffbedarf.

Eine gute Ernährung

- Essen Sie nährstoffreiche Nahrung (unverarbeitet, vollwertig); meiden Sie verarbeitete Lebensmittel und Zusatzstoffe.
- Essen Sie biologisch angebaute Lebensmittel; trinken Sie Mineralwasser.
- Reduzieren Sie Stimulantien (Tee, Kaffee).
- Meiden Sie gesättigte tierische Fette, bevorzugen Sie essentielle Fettsäuren (zum Beispiel Kürbis- und Sonnenblumenkerne).

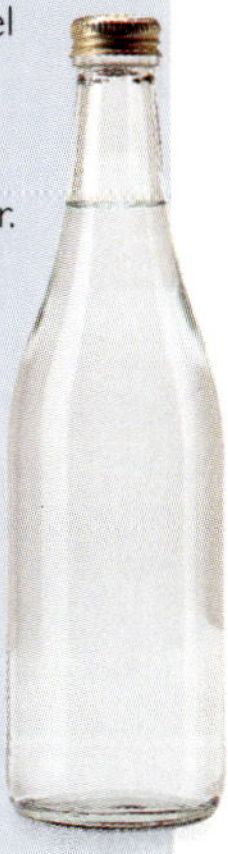

RECHTS: ***Trinken Sie Mineralwasser statt Tee und Kaffee.***

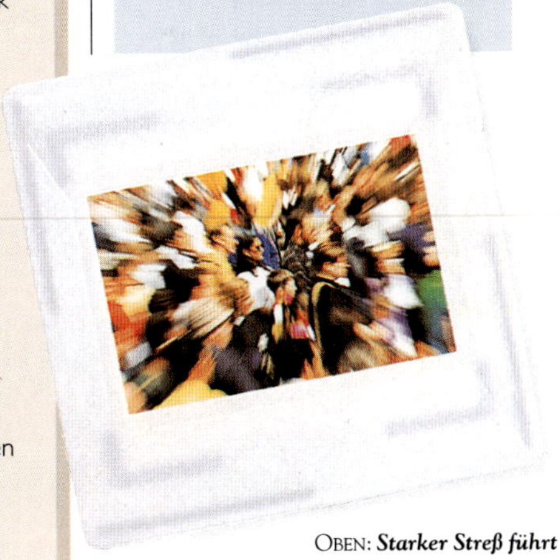

OBEN: ***Starker Streß führt zu einem Ungleichgewicht der Nährstoffe.***

Das Säure-Basen-Gleichgewicht

Ein anderer wichtiger Aspekt der Ernährung ist das Säure-Basen-Gleichgewicht im Körper. Unter normalen Bedingungen treten Anzeichen einer Übersäuerung (verminderte Leistungsfähigkeit, Müdigkeit, arthritische Beschwerden, Muskelschmerzen) nicht auf, da der Körper in der Lage ist, jede Übersäuerung durch basische Reserven in Blut und Knochen zu neutralisieren. Die übermäßige Zufuhr von konzentriertem Eiweiß (z. B. Fleisch) und andere Belastungen können diesen Neutralisierungsmechanismus allerdings überfordern.

In diesem Fall muß die überschüssige Säure durch einen sogenannten Bicarbonat-Puffer neutralisiert werden, der Natrium und Kalzium benötigt. Sind deren Reserven im Blut aufgebraucht, zieht der Körper Kalzium aus den Knochen ab. Hier liegt die Verbindung zwischen übermäßiger Eiweißaufnahme und der Abnahme der Knochendichte (Osteoporose). Das Puffersystem benötigt alkalische Mineralien aus der Nahrung, darum sollte sie aus rund 80 % alkalibildenden bzw. neutralen und nur zu 20 % aus säurebildenden Lebensmitteln bestehen.

Die natürliche Säure einer Nahrung und ihre Fähigkeit, beim Stoffwechselprozeß im Körper »säurebildend« zu wirken, sind zwei verschiedene Dinge. Eine Zitrone beispielsweise schmeckt sauer, bildet aber im Körper Basen. Wird Nahrung im Stoffwechsel umgesetzt, bleibt »Mineralasche« zurück. Ist diese reich an Kalzium, Natrium, Kalium und Magnesium, ist sie alkalibildend, wenn sie aber große Mengen an Chlor, Schwefel und Phosphor enthält, ist sie säurebildend.

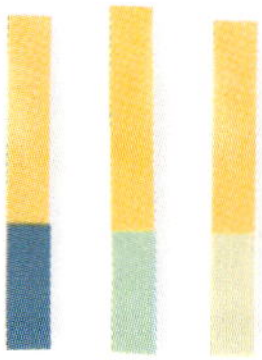

OBEN: ***Zur Bestimmun des pH-Wertes verwenc man Lackmuspapier.***

UNTEN: ***Ein pH-Wert unter 7 = sauer über 7 = basisch***

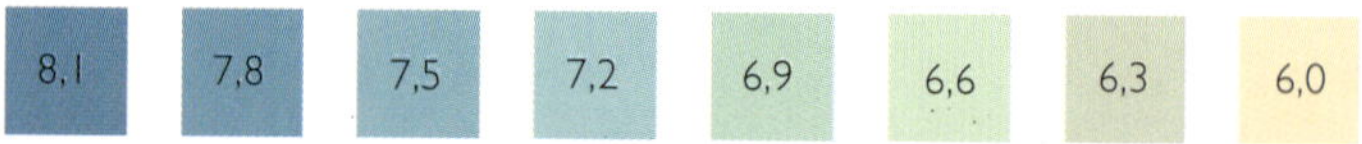

BASISCH

Basische Nahrungsmittel
Obst (außer Pflaumen, Preiselbeeren), Milch, Eiweiß, Melasse, einige Nüsse (z. B. Mandeln, Paranüsse), fast alle Gemüse (einschließlich grüne Bohnen, Azukibohnen, Kidneybohnen, Erbsen und Kartoffeln), Seetang, Pilze (z. B. Champignons), Keimlinge, Soja und Sojaprodukte, Hirse, Tamari, Miso, Salz und Kaffee

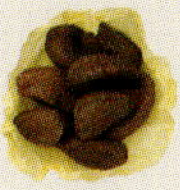
PARANÜSSE

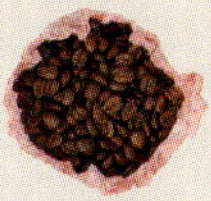
KAFFEEBOHNEN

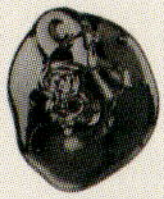
MELASSE

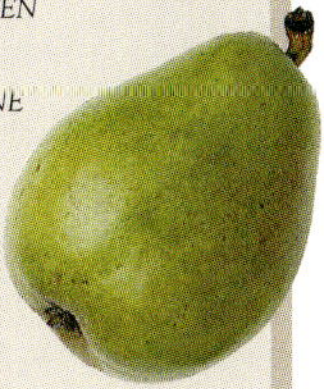
BIRNE

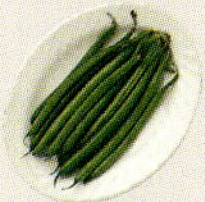
GRÜNE BOHNEN

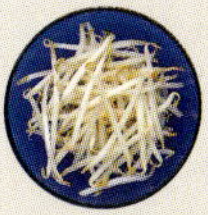
BOHNENSPROSSEN

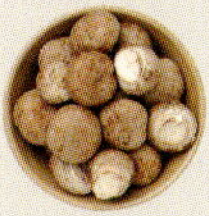
PILZE

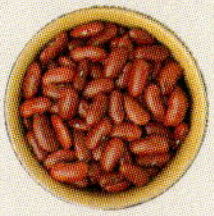
KIDNEYBOHNEN

SAUER

Saure Nahrungsmittel
Getreide (zum Beispiel Weizen, Roggen, Gerste, Reis, Hafer, Mais,), Buchweizen, Erdnüsse, Preiselbeeren, alles Fleisch, alle Fische und Schaltiere, Eier (ganz oder Eigelb), Oliven, Walnüsse, Zucker (raffiniert) und Honig, Alkohol

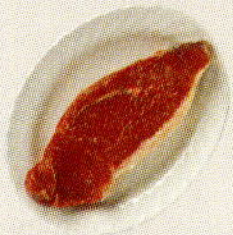
FLEISCH

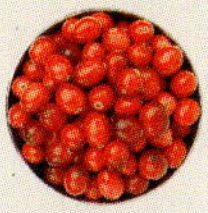
PREISELBEEREN

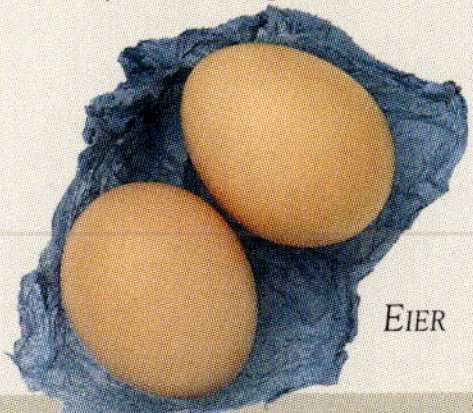
EIER

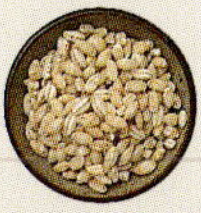
GERSTE

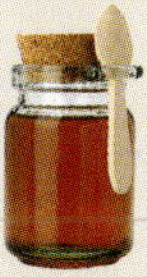
HONIG

NEUTRAL

Neutrale Nahrungsmittel
Joghurt, Samenkörner (Sesam, Kürbis- und Sonnenblumenkerne), Butter, Margarine, einige Käsesorten, Tee

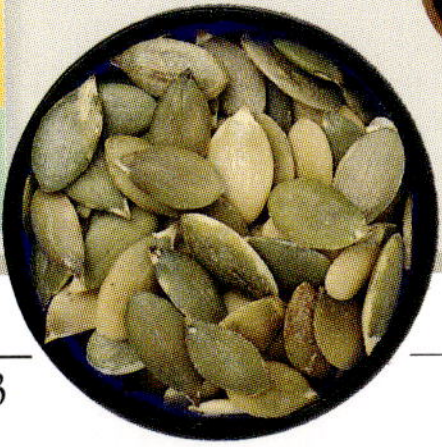
KÜRBISKERNE

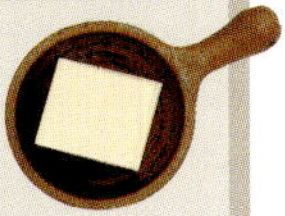
BUTTER

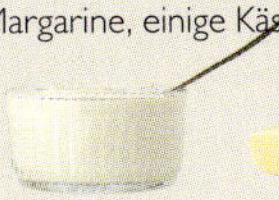
JOGHURT

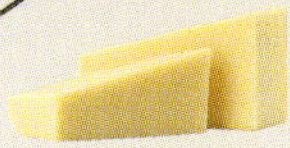
KÄSE

Was ist eine ausgewogene Ernährung?

Eine ausgewogene Ernährung versorgt den Körper mit allen erforderlichen Nährstoffen in den richtigen Mengen. Das im folgenden vorgestellte Ernährungsprogramm bietet Ihnen eine solide Grundlage, auf der Sie Ihren eigenen individuellen Ernährungsplan aufbauen können, der Ihren Bedürfnissen entspricht.

Dieses Ernährungsprogramm geht über die konventionellen Vorstellungen von einer »ausgewogenen Ernährung« hinaus. Letztere berücksichtigt in der Regel weder die Unterschiede zwischen den Nahrungsmitteln innerhalb einer Lebensmittelgruppe, noch den Nährstoffverlust bei industriell verarbeiteten Speisen, auch nicht die genetischen Eigenheiten oder den individuellen Gesundheitszustand. Wir müssen aber alle diese Faktoren beachten, wenn wir uns optimal ernähren wollen.

Zudem verfügt selbst frisches Obst und Gemüse durch die moderne Produktionsweise nicht mehr über ähnliche Nährstoffmengen wie früher. Die Analyse einiger Nährstoffgehalte belegt einen Rückgang des Mineralgehalts bei Obst und Gemüse von 22 % über die letzten 50 Jahre. Manche Orangen aus dem Supermarkt enthalten sogar überhaupt kein Vitamin C mehr. Es ist also möglich, daß jemand, der sich ausgewogen zu ernähren glaubt, trotzdem an einem Nährstoffmangel leidet. Darum muß die »ausgewogene Ernährung« neu definiert werden, um genauere Angaben über die relativen Mengen jedes Nährstoffs machen zu können. Das neue Ernährungsprogramm läßt sich in einem übersichtlichen Diagramm darstellen, das das Verhältnis aller wichtigen Nahrungsmittel und ihrer Säure-Basen-Tendenzen illustriert.

Die Ernährungspyramide

Das Ernährungsprogramm gleicht Kohlenhydrate mit Eiweißen aus, mit dem Ziel, das Säure-Basen-Gleichgewicht wiederherzustellen. Es enthält eine gesunde Mischung nährstoffreicher Nahrungsmittel.

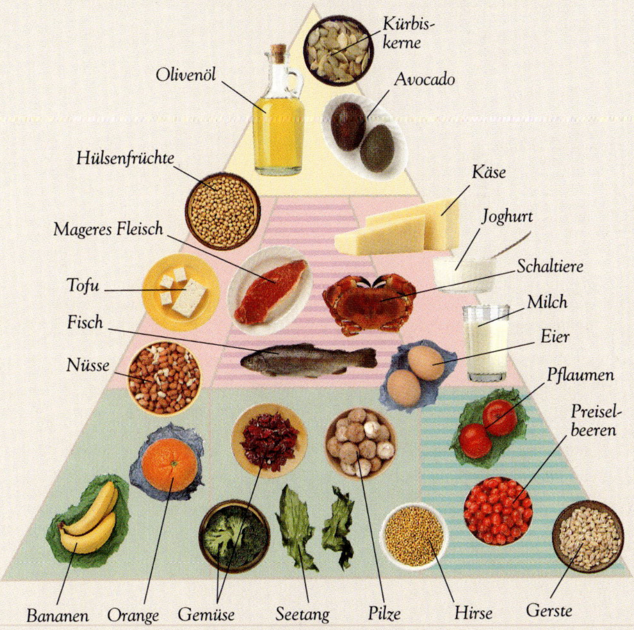

Farbschlüssel für die Lebensmittelgruppen

- Einfach und mehrfach ungesätttigte Fettsäuren
- Eiweiße
- Kohlenhydrate
- Basenbildner und neutrale Lebensmittel
- Säurebildner

Kohlenhydrate

Die Basis der Ernährungspyramide (S. 25) besetzen mit rund 40 % der Kalorienaufnahme Obst, Gemüse und Vollkornkohlenhydrate. Der Körper benötigt Kohlenhydrate hauptsächlich als Energiequelle und als Ballaststofflieferant.

Gemüse, Obst, Vollkorngetreide (Weizen, Roggen, Mais, Hafer, Gerste, Reis, Hirse, Quinoa) und Buchweizen liefern sowohl Energie als auch Ballaststoffe. Für viele Menschen ist Weizen durch seine allergenen Eigenschaften allerdings ein Problem, und Weizenkleie wirkt besonders aggressiv auf die Darmschleimhaut. Lösliche Ballaststoffe (Zellulose, Hemizellulose und Pektine), die in Gemüse, Obst und einigen Getreiden vorkommen, sind hier die bessere Wahl. Ballaststoffe sind für den Menschen unverdauliche Pflanzenbestandteile, die Cholesterin, Gallensäure und Giftstoffe binden. Sie sorgen für eine geregelte Verdauung und für die Ausscheidung der Abfallstoffe. Außerdem reichern ballaststoffreiche Kohlenhydratlieferanten die Nahrung an und dämpfen das Hungergefühl – hilfreich für den, der abnehmen möchte.

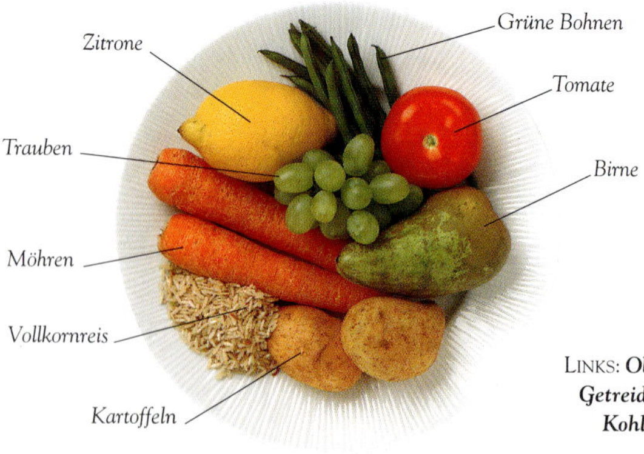

LINKS: **Obst, Gemüse und Getreide sind reich an Kohlenhydraten.**

Zucker und Stärke

Zu den energiespendenden Kohlenhydraten zählen Zucker in Form von Glukose und Fruktose (Fruchtzucker), Maltose (Malz), Sukrose und Laktose (Milchzucker) sowie die Stärken in Kartoffeln, Gemüse, Getreide und deren Produkten (Frühstückscerealien, Nudeln, Brot). Beachten Sie, daß Kohlenhydrate in isolierter Form (raffinierter Zucker) und daraus hergestellte Produkte wie Torten, Kuchen, Weißbrot, Schokolade, Süßigkeiten, Speiseeis, Limonaden etc. hier nichts verloren haben. Nehmen Sie stets Nahrungsmittel mit komplexen (nicht raffinierten) Kohlenhydraten zu sich, und variieren Sie die Auswahl. So versorgen Sie sich gleichzeitig mit wichtigen Vitaminen und Mineralstoffen.

Stark glykämische Lebensmittel

Einige Getreide und ihre Produkte (Brot, Nudeln, Frühstückscerealien) und einige stärkehaltige Gemüse wirken stark glykämisch. Das heißt, sie erhöhen die Freisetzung von Zucker in den Blutkreislauf und können die Insulinproduktion beeinträchtigen. Diese Lebensmittel dürfen nur eingeschränkt aufgenommen werden, um einem zu hohen Blutzuckerspiegel vorzubeugen. Aus diesem Grund sind die stark glykämischen Nahrungsmittel in der Ernährungspyramide nur mit kleinen Tagesportionen vertreten. Da Vollkorngetreide viele essentielle Vitamine und Mineralstoffe enthält, darf man es nicht vollständig aus der Ernährung verbannen.

Insulin und Glukose

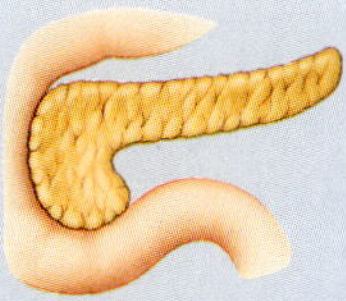

Die Bauchspeicheldrüse ist das Organ, das Insulin ausschüttet.

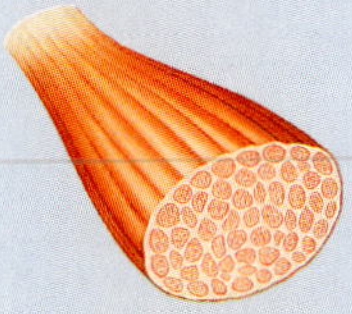

Muskeln benötigen Insulin, um Glukose zu absorbieren und Energie zu produzieren.

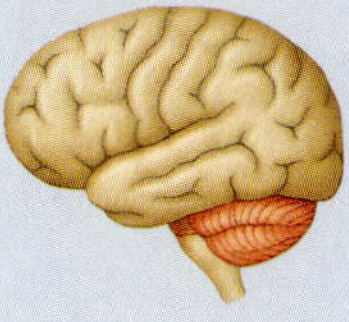

Das Gehirn, das den gesamten Organismus steuert, benötigt ebenfalls Glukose.

Eiweiße

Auf der nächsten Stufe der Ernährungspyramide (S. 25) stehen die Eiweiße, die maximal 30 % der Kalorienaufnahme ausmachen sollten. Eiweiße werden für Wachstum und Erneuerung des Gewebes benötigt. Sie setzen sich aus rund 20 Aminosäuren zusammen, von denen acht essentiell, also lebenswichtig sind, da der Körper sie nicht selbst bilden kann. Sie müssen mit der Nahrung zugeführt werden. Fehlt auch nur eine der essentiellen Aminosäuren, könnte kein Eiweiß mehr aufgebaut werden. Die Folgen wären Stoffwechselstörungen, eine Schwächung des Immunsystems und ein Wachstumsstillstand.

Essentielle Aminosäuren

Isoleucin

Leucin

Lysin

Methionin

Phenylalanin

Threonin

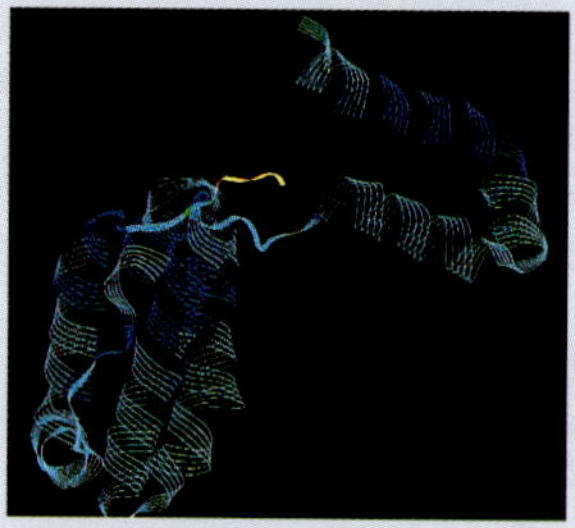

Tryptophan

Valin

Arginin*

Histidin*

Taurin*

**bedingt essentiell*

OBEN: ***Aminosäuren sind die Bausteine von Eiweißen wie diesem.***

Eiweiße (Proteine) sind wichtig für die Funktionen von Enzymen (biologische Katalysatoren), für einige Hormone und Prostaglandine (chemische Botenstoffe), für Neurotransmitter (Chemikalien zur Übermittlung von Nervenimpulsen), für die Bildung von Antikörpern und vieles mehr.

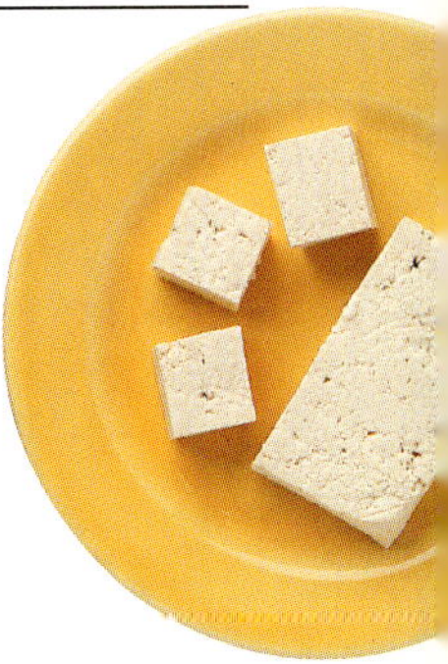

EIWEISSQUELLEN

Wir brauchen hochwertiges Eiweiß in unserer Ernährung, aber eine übermäßige Aufnahme, besonders von tierischem Eiweiß, kann eine Übersäuerung des Gewebes und eine Belastung des Organismus verursachen. Ist das tierische Eiweiß in Intensivmast produziert, nehmen Sie wahrscheinlich noch eine gehörige Menge an Antibiotika, Hormonrückständen und anderen Schadstoffen zu sich. Da überschüssiges Eiweiß nicht eingelagert werden kann, wird es in Fett umgewandelt. Zu viel Eiweiß in der Nahrung führt also zu Übergewicht.

Milchprodukte (selbst aus biologischen Quellen) sind aus zweierlei Gründen problematisch. Erstens kann Milch (insbesondere Kuhmilch) wie Weizen Allergien auslösen; zweitens enthält sie gesättigte Fettsäuren. Darum sollten Milchprodukte in einer gesunden Ernährung nur eine untergeordnete Rolle spielen. Auch sollte man wegen der gesättigten Fettsäuren nur kleine Mengen Fleisch verzehren, selbst wenn es qualitativ hochwertiges Eiweiß enthält. Fisch ist hier die bessere Alternative, und für Vegetarier und Veganer ist Tofu ein hervorragender Eiweißlieferant.

Nutzen Sie (in absteigender Reihenfolge) die große Bandbreite von ölhaltigem Fisch, magerem Fleisch, Tofu, Linsen, Bohnen, Samenkörnern, Nüssen, Milchprodukten und Eiern. Balancieren Sie (als Nichtvegetarier) tierisches und pflanzliches Eiweiß immer aus, und beziehen Sie an zwei oder drei Tagen der Woche Ihr Eiweiß aus Hülsenfrüchten, Samenkörnern, Nüssen und Tofu. Als Vegetarier lassen Sie einfach das Fleisch weg; als Veganer können Sie die Balance durch gleiche Mengen an Tofu und Hülsenfrüchten und geringeren Mengen an Getreiden, Nüssen und Samenkörnern herstellen.

OBEN: ***Tofu ist nicht nur für Vegetarier eine gesunde Eiweißquelle.***

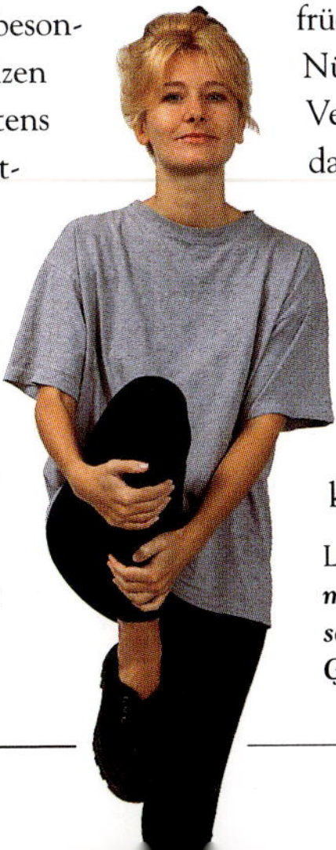

LINKS: ***Eine angemessene Eiweißversorgung ist für die Gesundheit wichtig.***

Fette und Öle

Die Spitze der Ernährungspyramide (S. 25) nehmen die Fette und Öle ein. Sie stellen rund 30 % der Kalorien, aber Sie benötigen nur sehr geringe Mengen, um Ihren Fettbedarf zu decken. Eine Mahlzeit aus 75 g Fisch (oder Tofu) und einem großen Salat deckt Ihren Fettbedarf genauso wie ein halber Teelöffel Olivenöl oder einige Samenkörner.

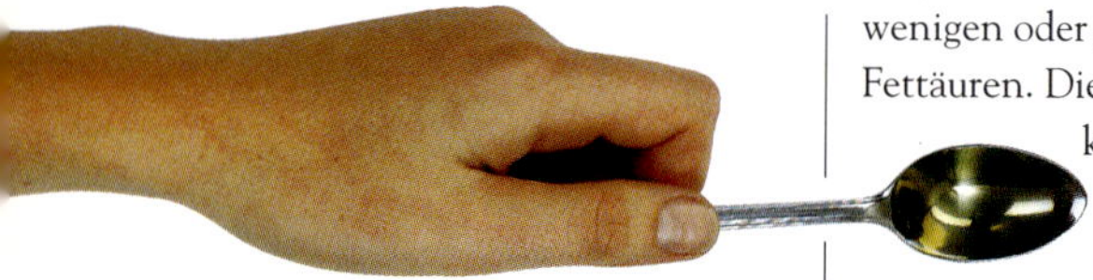

OBEN: ***Schon eine kleine Menge Olivenöl deckt Ihren Fettbedarf.***

Fette bestehen aus einer Kombination von Fettsäuren. Lebenswichtig sind dabei nur die mehrfach ungesättigten Fettsäuren Omega 3 (Alpha-Linolensäure), die sich u. a. in Kürbiskernen und Leinsamen findet, und Omega 6 (Linolsäure), die zum Beispiel in Sonnenblumenkernen und Sesamkörnern vorkommt. Viele industriell hergestellte Lebensmittel, insbesondere Margarine, liefern Omega-6-Fettsäuren mit nur wenigen oder gar keinen Omega-3-Fettäuren. Dieses Ungleichgewicht könnte für Herz-Kreislauf-Erkrankungen mitverantwortlich sein.

Lebenswichtige Körperfunktionen hängen so sehr von einer ausgewogenen Versorgung mit essentiellen Fettsäuren ab, daß Krankheiten wie Herzerkrankungen, Schlaganfall, Fettleibigkeit und Krebs ebenso stark durch einen Mangel an mehrfach ungesättigten Fettsäuren, wie durch eine an gesättigten Fettsäuren reiche Ernährung verursacht werden können. Chemisch behandelte Fette (z. B. in Margarine und einigen Ölen) sowie Transfettsäuren, die sich beim Braten, Backen und Fritieren bilden können, scheinen ebenfalls an der Entstehung von Krankheiten beteiligt zu sein, da der Körper sie nur schwer verdauen kann. Butter oder Margarine sollte man darum nur in geringen Mengen verzehren.

Auch Fischöle und einfach ungesättigte Öle finden sich auf dieser Stufe der Pyramide. Fischöle liefern EHA und DHA, zwei weitere wichtige Fettsäuren. Das beste einfach ungesättigte Öl ist Olivenöl; Untersuchungen der mediterranen Ernährung lassen vermuten, daß es bei der Vorbeugung von Herzerkrankungen hilfreich ist.

SÜSSIGKEITEN

Niemand hält sich an eine Diät, die keine Leckereien erlaubt. Das gelegentliche Stück Kuchen, die Schokolade und auch das Glas Wein werden Ihnen nicht schaden, solange die gesunden Lebensmittel bei Ihrer Ernährung die Hauptrolle spielen. Wenn Sie sich einmal etwas Süßes gönnen wollen, dann betrachten Sie es als Bestandteil Ihres Kohlenhydratbedarfs.

HERZ

Das Herz ist das am schwersten arbeitende Organ des Körpers. Unser Leben hängt von seiner reibungslosen Funktion ab, und jede Störung, die seine Arbeit beeinträchtigt, ist lebensbedrohlich. Eine gesunde Ernährung trägt wesentlich dazu bei, Herzerkrankungen vorzubeugen.

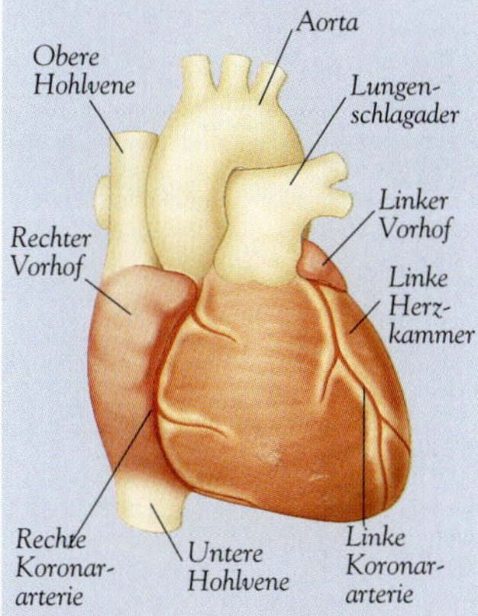

OBEN: **Ein gesundes Herz pumpt verläßlich Blut in einem gleichmäßigen Rhythmus.**

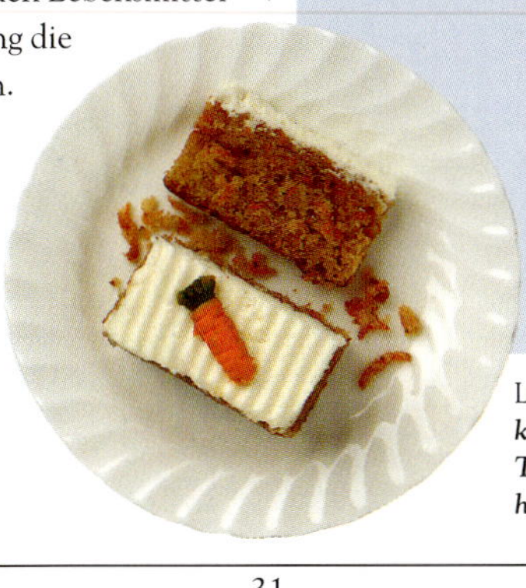

LINKS: **Süßigkeiten können gelegentlich Teil Ihres Kohlenhydratbedarfs sein.**

Ein neues Ernährungsprogramm

Die folgenden Tabellen helfen Ihnen bei der Zusammenstellung eines ausgewogenen Ernährungsplans. Die erste Tabelle liefert Informationen zu den Portionsgrößen (um Kohlenhydrate, Eiweiße und Fette im Gleichgewicht zu halten); die zweite zeigt, wie viele Portionen von jeder Nahrungsmittelgruppe Sie täglich benötigen; die dritte Tabelle beschreibt das Verhältnis der Nahrungsmittel (aus den drei Nahrungsmittelgruppen) unter Verwendung der Codes aus der ersten Tabelle.

DIE PORTIONSGRÖSSEN DER ERNÄHRUNGSPYRAMIDE

GRUPPE	NAHRUNGSMITTEL	CODE	PORTION
Kohlenhydrate	Gemüse *(außer Kartoffeln)*	C1	100 g
	Keimlinge, Pilze	C1	100 g
	Obst	C1	50 g
	Vollkorngetreide, Brot, Nudeln und stärkehaltige Gemüse *(z. B. Kartoffeln)*	C2	30 g
Eiweiß	Ölhaltiger Fisch *(enthalten 1 Port. Fett)*	P1	40 g
	Schaltiere	P1	40 g
	Mageres Fleisch *(z. B. Huhn)*	P1	30 g
	Tofu	P1	80 g
	Milchprodukte: Hüttenkäse	P1	50 g
	Hartkäse *(enthalten 1 Portion Fett)*	P1	30 g
	Joghurt	P1	80 g
	Magermilch	P1	80 g
	Eier *(enhalten 2 Portionen Fett)*	P1	30 g
	Nüsse *(enthalten 2 Portionen Fett)*	P2	40 g
	Samen *(enthalten 1 Portion Fett)*	P2	50 g
	Hülsenfrüchte *(enthalt. 1 Port. Kohlenhyd.)*	P2	50 g
Fett	Olivenöl, Sesamöl, Sonnenblumenöl, Butter	F1	½ TL (2,5 g)
	Nüsse *(enthalten etwas Eiweiß)*	F2	1 TL (5 g)
	Samen *(enthalten etwas Eiweiß)*	F2	1½ TL (7,5 g)
	Erdnußbutter, Nußbutter, Tahinipaste *(enthalten etwas Eiweiß)*	F3	1 TL (5 g)
	Avocado	F3	30 g
	Fischöl *(siehe Eiweißliste)*		

Tagesportionen der Pyramide
(in Bezug zur Körpergröße und Aktivität)

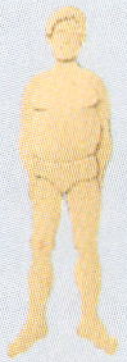

Klein bis mittelgroß, wenig aktiv
Fünf Portionen aus jeder Gruppe

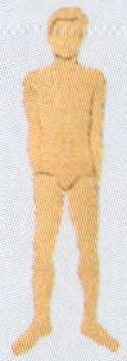

Klein bis mittelgroß, durchschnittlich aktiv
Sieben Portionen aus jeder Gruppe

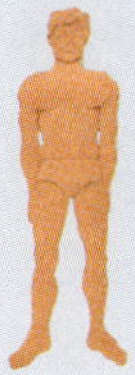

Klein bis mittelgroß, sehr aktiv
Neun Portionen aus jeder Gruppe

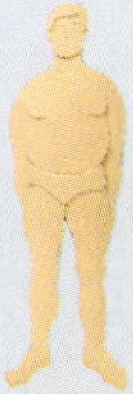

Überdurchschnittlich groß (größer oder schwerer), wenig aktiv
Sieben Portionen aus jeder Gruppe

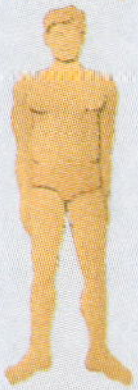

Überdurchschnittlich groß, durchschnittlich aktiv
Neun Portionen aus jeder Gruppe

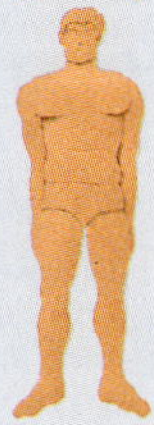

Überdurchschnittlich groß, sehr aktiv
Elf Portionen aus jeder Gruppe

Verhältnis der täglichen Portionen

Anzahl der tägl. Portionen	Kohlenhydrate		Eiweiss		Öle		
	C1	C2	P1	P2	F1	F2	F3
5	4	1	2	3	2	2	1
7	5	2	3	4	2	3	2
9	5	4*	5**	4	3	3	3
11	6	5*	6**	5	4	4	3

**Essen Sie mehr Hirse und Kartoffeln, um das Säure-Basen-Gleichgewicht zu erhalten.*
***Nehmen Sie bei größeren Portionen mehr Tofu und/oder Fisch.*

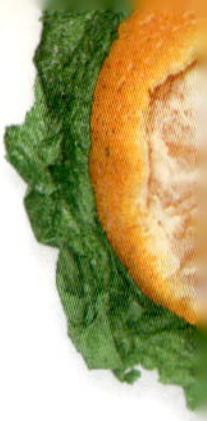

Vitamine

Vitamine und Mineralstoffe nennt man auch »Mikronährstoffe«, da sie, obschon essentiell wichtig, in nur sehr kleinen Mengen benötigt werden. Dies unterscheidet sie von den Fetten, Eiweißen und Kohlenhydraten, den »Makronährstoffen«, die in relativ großen Mengen zugeführt werden müssen.

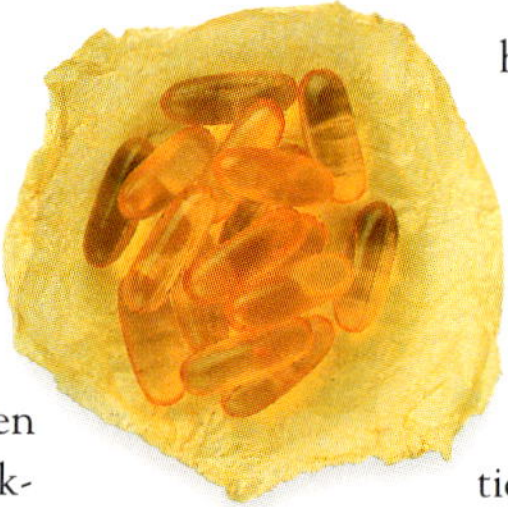

OBEN: ***Dorschlebertran ist eine hervorragende Quelle für Vitamin A.***

Anders als einige Mineralstoffe (z. B. Kalzium in den Knochen), sind Vitamine keine Bestandteile des Körpers, sondern erfüllen eine biochemische Funktion. Zusammen mit den Enzymen ermöglichen sie den Ablauf chemischer Reaktionen im Zellinneren. Sie sind am Energiestoffwechsel, dem hormonellen Gleichgewicht, der Immunabwehr, dem Aufbau der Haut und des Bindegewebes, dem Schutz der Blutgefäße, der Hirnfunktion und der Übermittlung von Nervenimpulsen und vielen anderen Körperfunktionen beteiligt. Die Tabelle unten vermittelt eine Vorstellung von der Vielfältigkeit ihrer Wirkungen und nennt die besten Quellen.

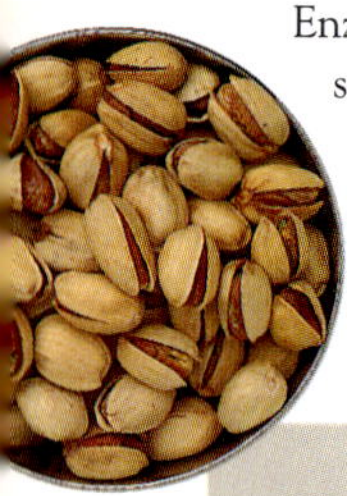

VITAMINE: FUNKTIONEN UND QUELLEN

VITAMIN	FUNKTION IM KÖRPER	BESTE QUELLEN
A (Retinol)	Beteiligt am Sehvorgang; Schleimhautschutz	Leber, Fischlebertran (Nicht in der Schwangerschaft einnehmen!)
A (Beta-Karotin)	Siehe Retinol; Antioxidans	Möhren, dunkelgrünes Gemüse
B_1 (Thiamin)	Kohlenhydratstoffwechsel; Nervensystem	Vollkorngetreide, Hefe, Samenkörner, Bohnen, Nüsse, Fisch
B_2 (Riboflavin)	Fett-, Eiweiß-, Kohlenhydratstoffwechsel; Entgiftung	Mageres Fleisch, Fisch, Weizenkeime, grüne Gemüse, Hefe

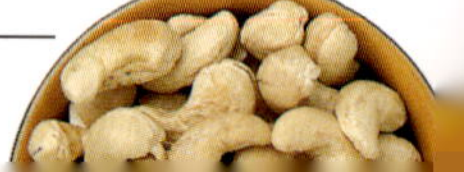

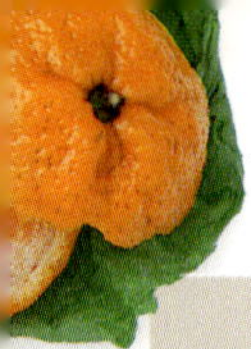

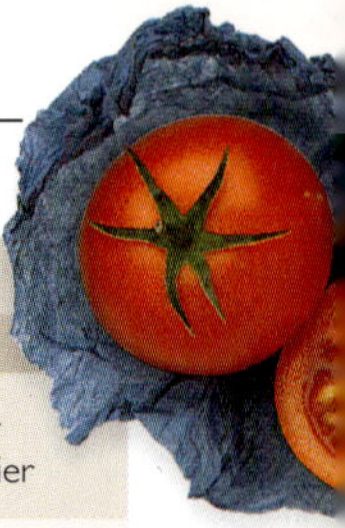

VITAMINE: FUNKTIONEN UND QUELLEN

VITAMIN	FUNKTION IM KÖRPER	BESTE QUELLEN
B_3 (Niacin)	Wie B_2; rote Blutzellen; einige Hormone	Leber, Fisch, Geflügel, Erdnüsse, Vollkorngetreide, Eier
B_5 (Pantothensäure)	Neurotransmitter; Glykogen- und Fettsäureproduktion	Siehe B_3
B_6 (Pyridoxin)	Eiweißstoffwechsel; Hämoglobinproduktion; Antikörper	Weizenkeime, Samenkörner, Geflügel, Fisch, Hafer, Sojabohnen, Walnüsse, Bananen, Kohl
B_{12} (Cyanocobalamin)	Zellfunktionen; Nervensystem; Neubildung roter Blutkörperchen	Leber, Austern, Geflügel, Fisch, Eier, Käse, Milch
Folsäure	Eiweißstoffwechsel; Zellteilung; Nervensystem	Weizenkeime, dunkelgrünes Blattgemüse, Bohnen, Eigelb, Nüsse, Vollkornweizen, Lachs
Biotin	Glykogen- und Fettstoffwechsel; Haut, Haare und Nerven	Leber, Sardinen, Hülsenfrüchte (besonders Sojabohnen), Vollkorngetreide, Nüsse, Eigelb
C (Ascorbinsäure)	Collagenbildung; Haut; Immunabwehr	Rosenkohl, schwarze Johannisbeeren, Preiselbeeren, Kiwi, Paprikaschoten, Erbsen, Brokkoli, Tomaten, Zitrusfrüchte
D (Cholecalciferol)	Kalzium- und Phosphorresorption; Knochenwachstum	Fischlebertran, Sonnenlicht auf der Haut
E (Tocopherol)	Antioxidans; schützt vor Blutgerinnselbildung	Weizenkeimöl, Weizenkeime, Sojaöl, Olivenöl, Eigelb, Leber, Nüsse, Samenkörner
K (Phyllochinon)	Blutgerinnung	Roher Blumenkohl, grünes Blattgemüse, Sojabohnen
Cholin und Inositol	Neurotransmitter; Nervensystem; Kalziumstoffwechsel; Insulinaktivität	Sojalecithin, Eigelb, Leber, Fisch, Vollkorngetreide, Nüsse

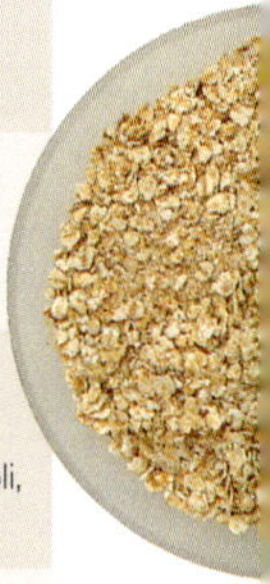

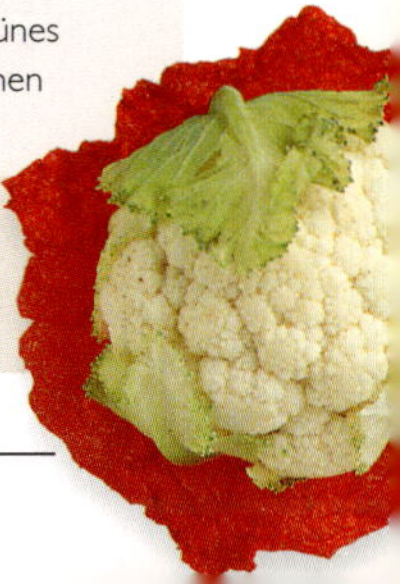

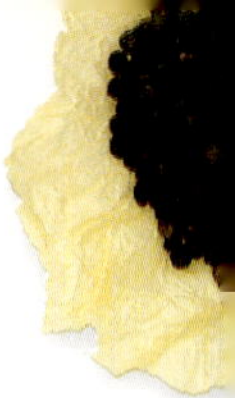

Mineralstoffe

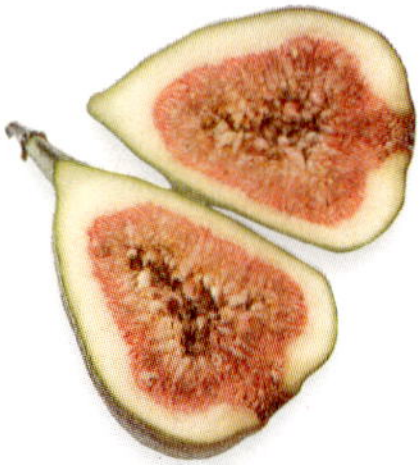

OBEN: ***Feigen versorgen den Körper mit Kalium.***

Wie die Vitamine sind auch die Mineralstoffe für nahezu jeden Vorgang im Körper wichtig. Anders aber als die Vitamine werden einige Mineralstoffe in Körperstrukturen eingebaut, zum Beispiel Kalzium, Magnesium und Phosphor in die Knochen. Magnesium, Zink, Eisen, Kupfer und andere unterstützen ähnlich den Vitaminen den Stoffwechsel, indem sie als Koenzyme fungieren.

Die essentiellen Mineralstoffe aus der Nahrung machen nur etwa vier Prozent des Körpergewebes aus. Kalzium, Magnesium, Phosphor, Natrium, Chlor und Kalium bilden den Großteil dieser Menge. Sie sind am Aufbau der Knochen und Zähne beteiligt und regulieren sowohl den Wasserhaushalt als auch – im Zusammenspiel mit Eisen, Phosphor und Schwefel – das Säure-Basen-Gleichgewicht. Andere erfüllen sehr spezifische Aufgaben, wie das Eisen als zentrales Element der Hämoglobinmoleküle.

Eine bewußte Ernährung ist auch für die Versorgung des Körpers mit den erforderlichen Mengen an Mineralstoffen wesentlich, die nicht in gleicher Häufigkeit vorkommen wie die »Makronährstoffe«.

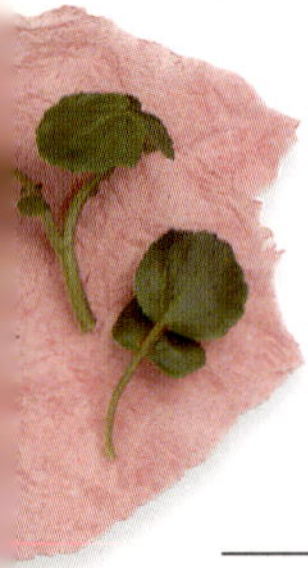

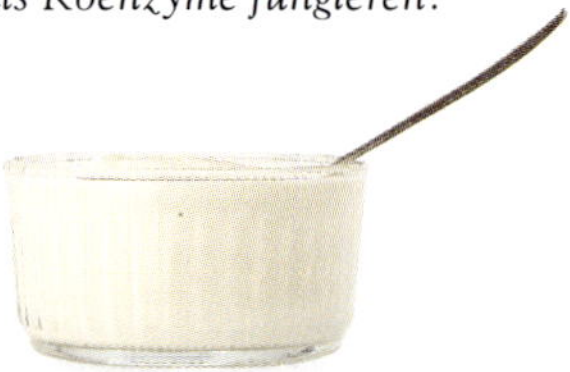

OBEN: ***Joghurt ist ein guter Kalziumlieferant.***

Die sogenannten Spurenelemente (z. B. Chrom, Fluor, Jod, Mangan, Selen) kommen nur in winzigen Mengen von 1 Milligramm bis maximal 5 Gramm im Körper vor. Gerade sie müssen in ausreichender Menge über geeignete Nahrung zugeführt werden.

Viele Mineralstoffe wirken nur im Team, so daß das Fehlen auch nur eines von ihnen eine ernsthafte Funktionsstörung bei den anderen und im gesamten Stoffwechsel bewirken kann.

Die Tafel auf der gegenüberliegenden Seite zeigt eine Liste ihrer Funktionen und nennt ihre Lebensmittelquellen.

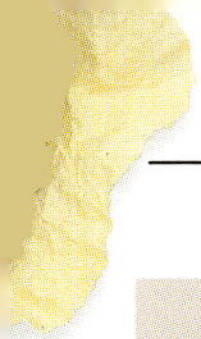

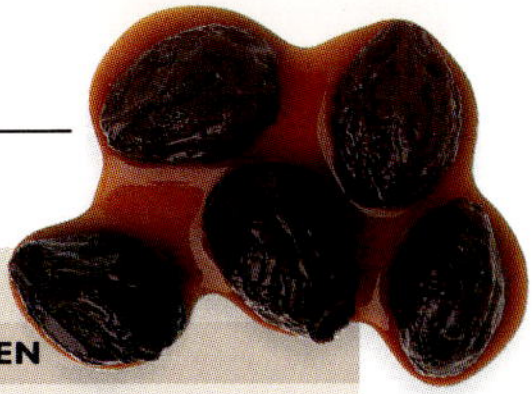

Mineralstoffe

Mineral	**Funktion im Körper**	**Beste Quellen**
Kalzium	Knochen; Zähne; Nerven; Zellen	Nüsse, Joghurt, Milch, Sesamkörner, Brokkoli, Tofu, Käse, Vollkornprodukte
Magnesium	Knochen; Zähne; Kofaktor bei vielen Enzymen; Muskeln; Nerven	Hirse, Limabohnen, Sojabohnen, Samenkörner, Weizenkeime, Fisch, Nüsse, grünes Gemüse, Buchweizen, Vollkornreis
Phosphor	Knochen; Zähne; rote Zellen	Fleisch, Fisch, Vollkorngetreide, Nüsse
Kalium	Herzrhythmus; Wasserhaushalt; Nerven	Tomatenmark, getrocknete Aprikosen, Feigen, Bananen, Kürbiskerne, Mandeln, Sojabohnen, Kartoffeln, grünes Blattgemüse, Fisch, Avocados, Bohnen
Natrium	Elektrolythaushalt; Nerven	Überall, selbst in salzarmer Diät
Chlor	Siehe Natrium; Magensäure	Siehe Natrium
Spurenelemente		
Bor	Knochen; Hormone	Alfalfasprossen, Kohl, Blattsalat, Erbsen, Sojabohnen, Mandeln, Haselnüsse, Äpfel, Pflaumen
Chrom	Glukosestoffwechsel; Fettsäure- und Eiweißstoffwechsel	Vollkorngetreide, Meeresfrüchte, Samenkörner, Nüsse, schwarzer Pfeffer, Melasse
Kobalt	Bestandteil von Vitamin B_{12}	Leber, Nieren, Austern, Fleisch, Fisch, Seetang, Miso
Kupfer	Enzyme; Blut; Hormone	Kleie, Meeresfrüchte, Kirschen, Kakao, Cashewkerne, Oliven
Fluor	Knochen; Zähne	Fisch, Meeresfrüchte, Schwarztee
Jod	Biosynthese von Schilddrüsenhormonen	Schellfisch, Makrele, Kabeljau, Joghurt, Seetang, Jodsalz
Eisen	Sauerstoffaufnahme	Bierhefe, Kakao, Leber, Fleisch, Weizenkeime, Sojabohnen, Nüsse, Seetang
Mangan	Knochen; Knorpel; Glukosestoffwechsel; Antioxidanzienproduktion; Gehirn; Nerven	Vollkorngetreide, Reiskleie, Weizenkeime, Nüsse, Schwarztee, Ingwer, Gewürznelken, grünes Gemüse
Molybdän	Enzyme; Antioxidans; Eisenverwertung; Fortpflanzung	Vollkorngetreide, Hülsenfrüchte, Leber, Buchweizen, Weizenkeime, Bohnen
Selen	Antioxidans; Schilddrüsenfunktion	Nüsse, Melasse, Sojabohnen, Thunfisch, Meeresfrüchte, Fleisch, Vollkorngetreide
Silizium	Knochen; Haut; Haar	Seetang, Vollkorngetreide
Zink	Fortpflanzung; Enzyme; Magensäure; Wundheilung	Austern, Meeresfrüchte, Eier, Sesam, Kürbiskerne, Fisch, Weizenkeime, Fleisch

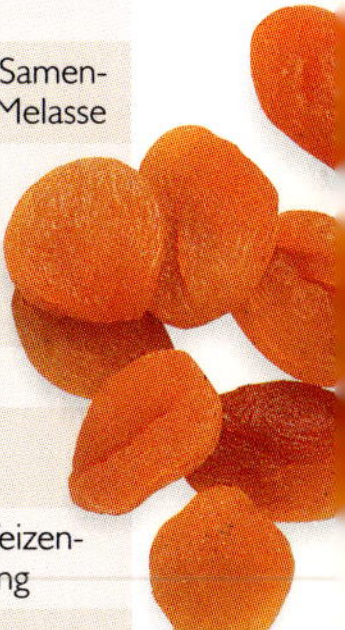

Nickel, Vanadium, Zinn und Germanium werden ebenfalls benötigt, aber ihre genaue Funktion wird noch untersucht.

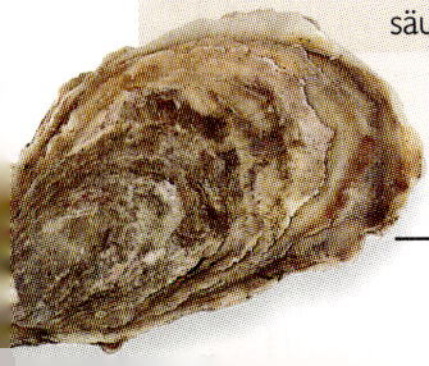

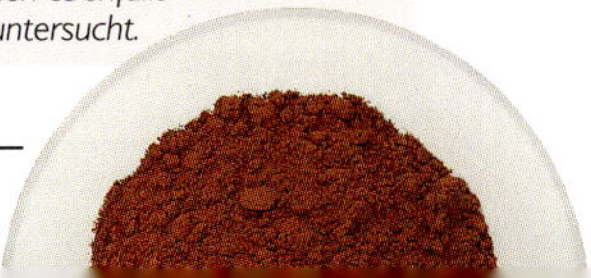

Der Umgang mit Ergänzungspräparaten

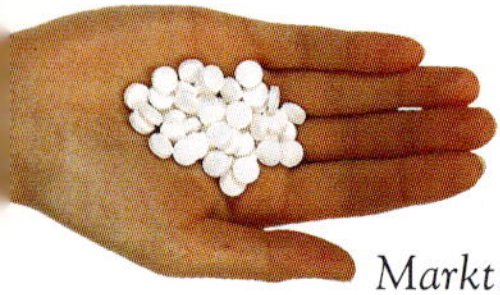

OBEN: **Holen Sie Rat ein, wenn Sie sich nicht sicher sind.**

Mittlerweile sind viele Ergänzungspräparate auf dem Markt, und es fällt schwer, die richtigen zu wählen. Ganz allgemein sollte man nur solche Multipräparate (Multimineralstoffe und Multivitamine) aussuchen, die mit einer Kapsel oder Tablette ein breites Spektrum an Nährstoffen abdecken, da die Einnahme eines einzelnen Nährstoffs in hoher Dosierung Auswirkung auf die Feinabstimmung des Stoffwechsels haben kann und manche in großen Dosen sogar toxisch wirken.

Selbst wenn Sie Multipräparate nur im Reformhaus kaufen, stehen Sie immer noch vor einem schier unüberschaubaren Angebot: Einige Produkte sind qualitativ hochwertig, andere nahezu wertlos. In der Regel aber erhalten Sie den Gegenwert für Ihr Geld. Einige Preise mögen überzogen scheinen, entsprechen aber meist dem hohen Forschungs- und Herstellungsaufwand, der hochwertigen Produkten zugrunde liegt.

Wenn Sie glauben, daß Ihr Gesundheitszustand eine spezifische Nahrungsergänzung erfordert, ist es sicherer (und auch billiger), die Hilfe eines Ernährungstherapeuten oder Arztes zu suchen. Um den größten Nutzen aus den Präparaten zu ziehen, beachten Sie bitte die folgenden Grundsätze für den Umgang mit Ergänzungsstoffen.

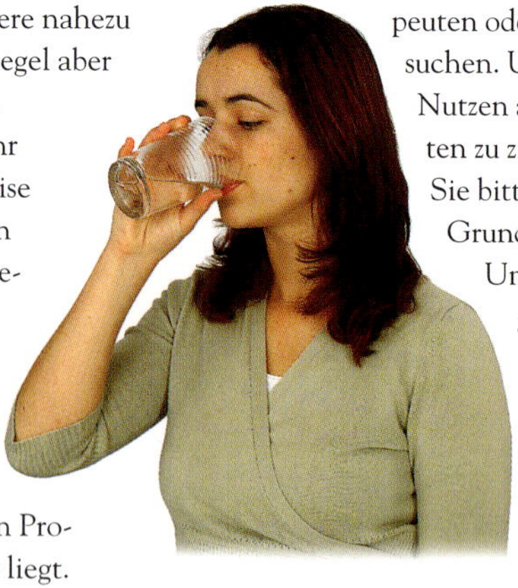

LINKS: ***Nehmen Sie die Präparate mit Wasser ein, und verzichten Sie anschließend 30 Minuten lang auf Tee und Kaffee.***

VERBESSERUNG DER AUFNAHME

• Nehmen Sie niemals Alkohol und Präparate gemeinsam ein – der Alkohol erhöht die Ausscheidung der Vitamine und Mineralstoffe.

• Verzichten Sie auf Tee und Kaffee zu den Mahlzeiten oder bei der Einnahme von Präparaten, denn auch diese Getränke schwemmen Vitamine und Mineralstoffe aus und behindern deren Aufnahme.

• Wenn Sie Raucher sind, rauchen Sie mindestens 30 Minuten vor und nach einer Mahlzeit und der Einnahme eines Präparates nicht – die Chemikalien im Tabakrauch behindern die Aufnahme und verbrauchen die Antioxidantien.

• Nehmen Sie sich die Zeit, langsam zu essen – stressige Tätigkeiten (auch zu schnelles Essen) können die Verdauung beeinträchtigen und die Aufnahme der Nährstoffe blockieren.

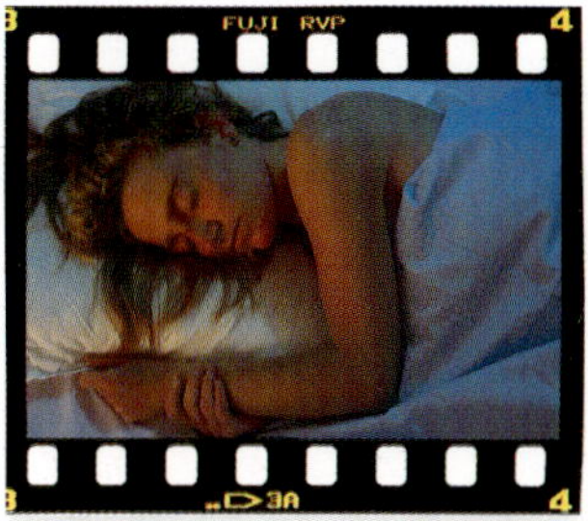

• Fettlösliche Vitamine (A, D, E, K) nimmt man am besten mit Mahlzeiten ein, die etwas Fett enthalten – es ist notwendig für die Aufnahme.

• Bewahren Sie sich eine gute Darmfunktion, indem Sie unterschiedliche Ballaststoffe in ausreichender Menge sowie Joghurt mit lebenden Kulturen zu sich nehmen.

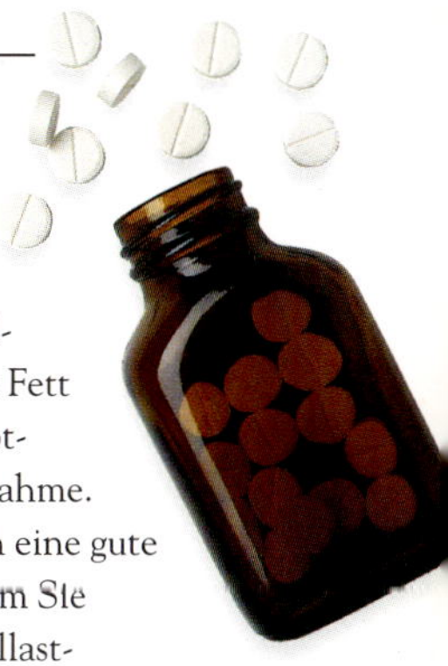

OBEN: ***Im allgemeinen spiegelt der Preis die Produktqualität recht genau wider.***

• Vitamin-B-reiche Speisen und Vitamin-B-Präparate nimmt man am besten früh am Tag zu sich, da sie den Stoffwechsel ankurbeln.

Nehmen Sie niemals Zusatzpräparate auf nüchternen Magen (außer auf ausdrückliche Empfehlung); sie können Übelkeit auslösen. Nehmen Sie Einzelpräparate in hoher Dosierung nur unter Aufsicht eines Ernährungstherapeuten oder Arztes ein, denn sie können den Stoffwechsel aus dem Gleichgewicht bringen. Setzen Sie Präparate niemals plötzlich, sondern so langsam ab, daß Ihr Körper Zeit hat, sich der neuen Situation anzupassen.

LINKS: ***Beruhigende Präparate wie Magnesium und Zink nimmt man am besten 30 Minuten vor dem Schlafengehen ein.***

Antioxidantien

Antioxidantien sind Substanzen im Körper und in der Nahrung, die den sogenannten freien Radikalen entgegenwirken. Dabei handelt es sich um hochreaktive, ungebundene Partikel, die als zentraler Faktor beim Alterungsprozeß angesehen werden, aber auch als Mitverursacher u. a. von Krebs, Herz-Kreislauf-Erkrankungen, Alzheimer, Unfruchtbarkeit und Atemwegsinfektionen gelten.

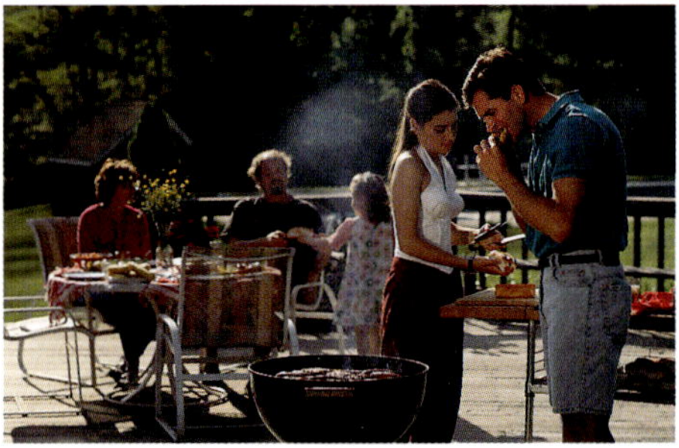

OBEN: **Grillfeste sind sehr beliebt, aber bedenken Sie, daß zuviel verbranntes Fleisch gefährlich sein kann.**

Freie Radikale entstehen natürlicherweise in der Atmungskette bei der Verbrennung von Sauerstoff. Schädliche Mengen freier Radikale können sich durch Streß, Überanstrengung, ionisierende Strahlen (z. B. Röntgenstrahlen, UV-Strahlen), Luftverunreinigungen und durch die Einnahme bestimmter raffinierter, gebratener oder gegrillter Speisen bilden.

Unser Körper ist mit einer Reihe antioxidativer Enzyme (u. a. Glutathionperoxidase, Katalase, Superoxiddismutase) ausgestattet, die den freien Radikalen entgegenwirken. Auch bestimmte Nährstoffe, wie Beta-Karotin, Vitamin E, Vitamin C, Selen, Molybdän und Zink, wirken antioxidativ oder unterstützen die Arbeit der antioxidativen Enzyme (z. B. ist Glutathioperoxidase von Selen abhängig).

Antioxidative Nährstoffe finden sich hauptsächlich in frischem Obst und Gemüse. Auch bestimmte Kräuter und Pflanzenextrakte zählen zu den herausragenden Antioxidantien. *Ginkgo biloba* beispielsweise gilt als besonders effizienter Jäger eines freien Radikals namens Hydroxyl.

Antioxidantien in der Nahrung

- **Anthocyane**
finden sich in Beeren und Trauben, besonders in der Schale.

- **Beta-Karotin**
ist in orangefarbenem Obst und Gemüse (z. B. Aprikosen und Möhren) enthalten.

- **Lutein,**
ein weiteres starkes Karotinantioxidans (extrem hitzeresistent überlebt es das Kochen) ist in vielen Früchten und Gemüsen wie Spinat und dunkelgrünem Gemüse zu finden.

- **Flavonoide**
kommen in Zitrusfrüchten (vor allem in der weißen Haut), in Buchweizen sowie in Zwiebeln und Knoblauch vor.

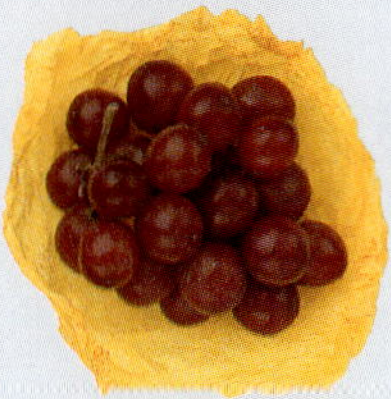

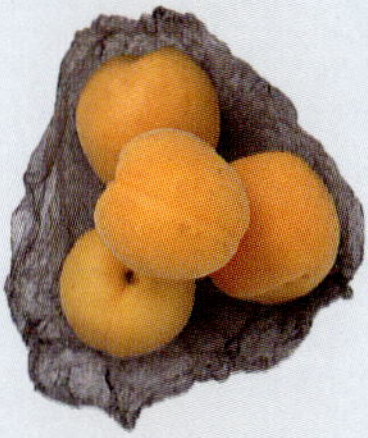

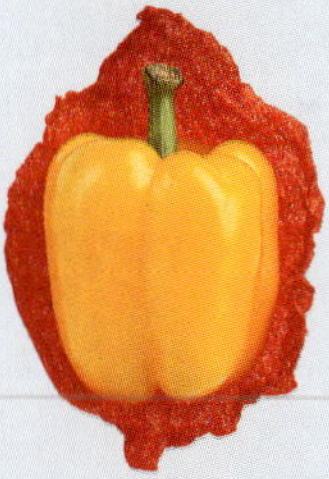

- **Curcumin**
ist ein starkes Antioxidans: in Senf, Kurkuma, gelbem Paprika und Mais.

- **Proanthocyane,**
in grünem Tee und Traubenkernen, gelten als wesentlich wirksamer denn Vitamin E.

- **Lycopin**
ist ein besonders starkes Antioxidans: in Tomaten.

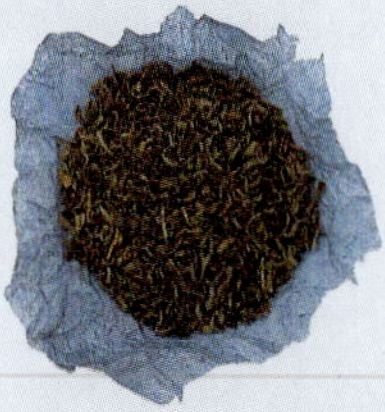

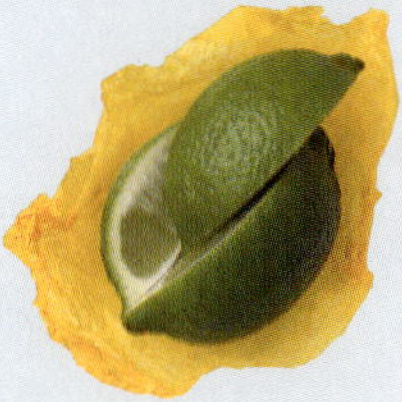

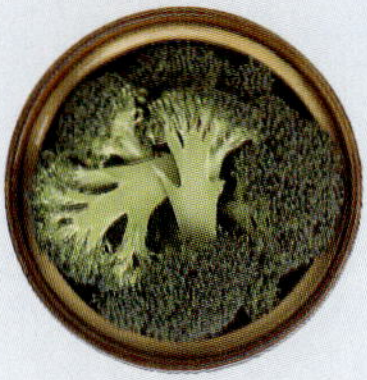

Trauben, Aprikosen, gelbe Paprikaschoten, Brokkoli, grüner Tee und Limonen enthalten Antioxidantien.

Sekundäre Pflanzenstoffe

Sekundäre Pflanzenstoffe sind bioaktive Substanzen, die sich in alltäglichen vollwertigen Lebensmitteln wie Obst, Gemüse, Getreide, aber auch in Schokolade und Rotwein finden. Man nennt sie sekundär, weil sie nicht direkt dem Stoffwechsel dienen – im Gegensatz zu den primären Inhaltsstoffen Eiweiß, Fett und Kohlenhydrate. Sie gehören nicht zu den essentiellen Nährstoffen, da unser Leben nicht von ihnen abhängt. Dennoch spielen sie eine wichtige Rolle in unserer Biochemie und damit für unsere Gesundheit.

Bis heute wurden über hundert dieser Substanzen isoliert und identifiziert (darunter Karotinoide, Terpene, Glukosinolate und Flavonoide). Viele scheinen einen wichtigen regulierenden Effekt auf die Hormone und das Immunsystem zu haben und könnten damit von Bedeutung für die Vorbeugung von Krebs sein, aber auch die Immunabwehr verbessern und die Alterung verzögern, wie z. B. die sekundären Pflanzenstoffe Karotinoide und Flavonoide, die zu den Antioxidantien zählen.

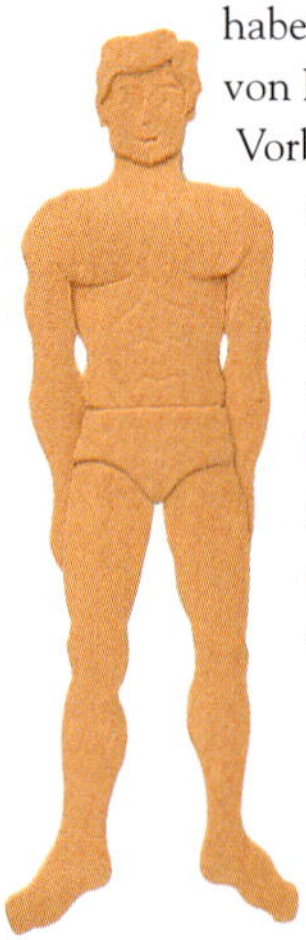

LINKS: ***Eine stabile Gesundheit hängt vom Gleichgewicht unserer Körperchemie ab.***

SCHUTZFUNKTION

Die Entdeckung dieser bioaktiven Substanzen wird als ein großer Durchbruch in der Ernährungstherapie betrachtet. Sie sind:

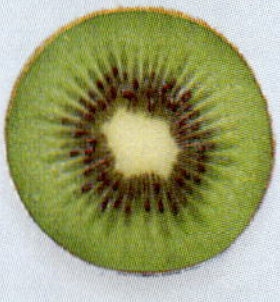

Wichtig zur Krebsvorbeugung, für gesunde Blutzellen, das Abtöten von Parasiten und die Wundheilung.

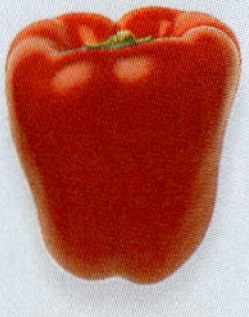

Hilfreich bei der Bekämpfung krebserregender Nitrosamine im Darm.

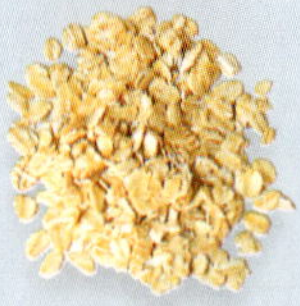

Oft reich an Phytoöstrogenen, die in den Wechseljahren helfen.

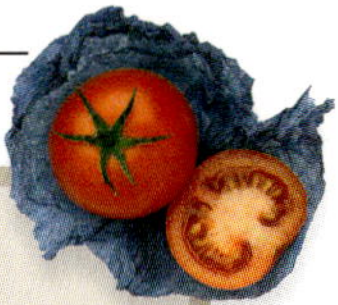

Nahrungsmittel mit wichtigen sekundären Pflanzenstoffen

Nehmen Sie diese Gemüse, Früchte, Vollkorngetreide, Samenkörner und Nüsse in Ihr Ernährungsprogramm auf.

Wählen Sie für jede Woche je ein Lebensmittel aus möglichst vielen Gruppen und variieren Sie jeden Tag.

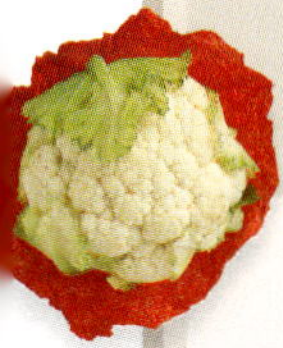

Gruppe 1 Brokkoli Rosenkohl Blumenkohl	**Gruppe 2** Spinat Tomaten Weißkohl	**Gruppe 3** Süßkartoffeln Sommerkürbis Möhren
Gruppe 4 Knoblauch Zwiebeln Lauch	**Gruppe 5** Kohl Erbsen Mais	**Gruppe 6** Rüben Rettich Meerrettich
Gruppe 7 Fenchel Alfalfa Rhabarber	**Gruppe 8** Netzmelone Papayas Mangos	**Gruppe 9** Zitrusfrüchte Kiwis Gemüsepaprika
Gruppe 10 Trauben Beeren frische Johannisbeeren	**Gruppe 11** Erdbeeren Himbeeren Ananas	**Gruppe 12** Kresse Keimlinge Seetang
Grupe 13 Senf gelbe Paprika Kurkuma	**Gruppe 14** Sonnenblumenkerne Kürbiskerne gemischte Nüsse	**Gruppe 15** schwarzer Tee schwarzer Pfeffer gemischte Nüsse
Gruppe 16 Sojabohnen Linsen und Bohnen Buchweizen	**Gruppe 17** Olivenöl getrocknete Aprikosen Weizenkleie	**Gruppe 18** Reiskleie* Reisöl* Gerstenöl*

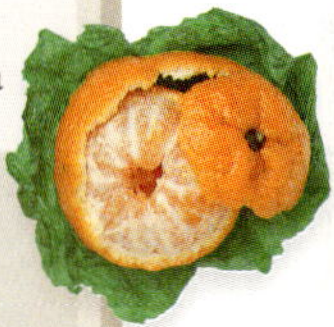

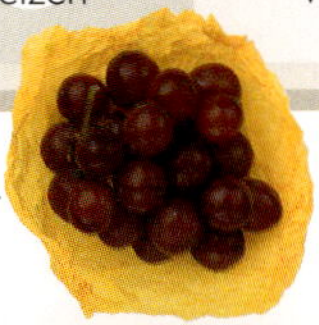

* aus Vollkornreis bzw. Vollkorngerste

Einstieg in das neue Ernährungsprogramm

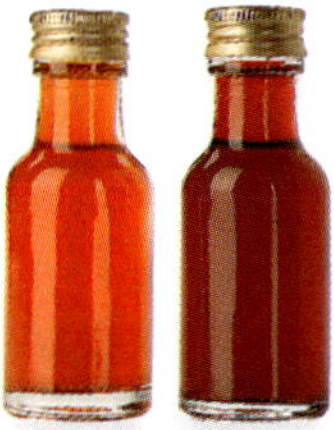

OBEN: **Sie werden die künstlichen Aromen nicht lange vermissen.**

Wenn Sie mit dem Ernährungsprogramm beginnen, beachten Sie, daß Vollwertgerichte anders schmecken als industriell hergestellte Speisen, die viele aromatisierende und geschmacksverstärkende Zusätze enthalten. Wenn Sie die hier vorgestellten Lebensmittel zum ersten Mal essen, werden sie Ihnen anfangs fade erscheinen, aber nach ein oder zwei Wochen haben sich Ihre Geschmacksnerven darauf eingestellt, und Sie werden die natürlichen Aromen dieser unverfälschten Speisen genießen können.

ZEHN GRUNDLEGENDE VERÄNDERUNGEN DURCH DAS ERNÄHRUNGSPROGRAMM

1 Die Aufnahme von gesättigten Fettsäuren wird reduziert, die von essentiellen Fettsäuren gesteigert.

2 Der Eiweißhaushalt, aus unterschiedlichen Quellen gedeckt, entspricht den Erfordernissen.

3 Zucker und Salz werden reduziert; Obst und Gemüse liefern natürlichen Zucker und Mineralsalze.

4 Erhöhte Aufnahme von Vitaminen und Mineralstoffen.

5 Erhöhte Aufnahme von Antioxidantien und sekundären Pflanzenstoffen.

6 Eine Vielzahl unterschiedlicher Ballaststoffe verbessert die Verdauung.

7 Erhöhte Aufnahme von komplexen Kohlenhydraten.

8 Der Konsum von Fertiggerichten und künstlichen Zusatzstoffen wird drastisch gesenkt.

9 Die Aufnahme von Schadstoffen wird reduziert.

10 Das Säure-Basen-Gleichgewicht wird durch die Aufnahme von 80 % basischen zu 20 % sauren Nahrungsmitteln aufrechterhalten.

ALLGEMEINE HINWEISE ZUM ERNÄHRUNGSPROGRAMM

Die folgende Liste mag einschüchternd wirken, aber Sie werden sich schon sehr bald an Ihren neuen Speiseplan gewöhnen und seine Vorzüge schätzen lernen.

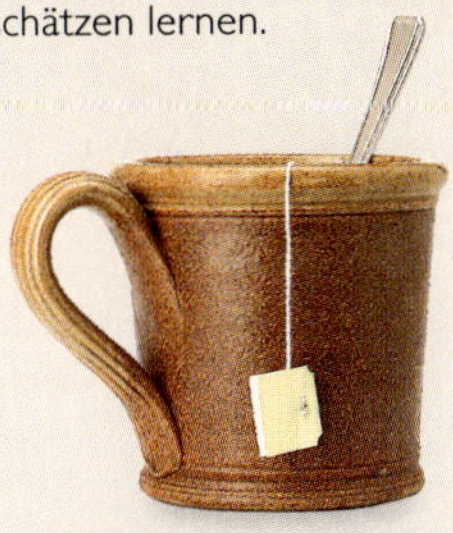

OBEN: ***Trinken Sie Kräuter- und Früchtetees oder andere koffeinfreie Getränke.***

- Meiden Sie raffinierten Zucker, Zuckerersatzstoffe, Zusatzstoffe, raffinierte oder industriell hergestellte Nahrungsmittel.
- Minimieren Sie den Konsum von Alkohol, Kaffee und Schwarztee.
- Meiden Sie gebratenes, verbranntes oder stark gebräuntes Essen, hydrogenisierte Fette und Margarine. Gehen Sie sparsam mit gesättigten Fettsäuren um.
- Essen Sie viel rohes Gemüse, auch Keimlinge/Hülsenfrüchte.
- Konsumieren Sie nur ein Minimum an Milchprodukten. Versuchen Sie statt Kuhmilch Reis-, Soja- oder Hafermilch, und verwenden Sie Sojasahne statt gewöhnlicher Sahne. Joghurt mit lebenden Kulturen ist eine Ausnahme; er kann täglich in geringen Mengen gegessen werden, da die natürlichen Bakterien im Darm gebraucht werden.
- Trinken Sie täglich 2 bis 3 Liter Wasser, zusätzlich zu verdünnten Fruchtsäften (Mischungsverhältnis 1:1). Reduzieren Sie Zitrussäfte auf ein Minimum. Trinken Sie Kräuter- und Früchtetees statt Kaffee. Nehmen Sie die Getränke zwischen den Mahlzeiten zu sich, um die Verdauungsenzyme nicht zu verdünnen.
- Ergänzen Sie Ihre Ernährung mit einem hochwertigen Multivitamin-/Multimineralpräparat und 1000 mg Vitamin C pro Tag.
- Essen Sie nur, wenn Sie hungrig sind und nicht aus Gewohnheit.
- Essen Sie möglichst nur Lebensmittel aus biologischem Anbau.
- Essen Sie nicht, wenn Sie in Eile, unter Streß oder verärgert sind.
- Kauen Sie die Speisen gründlich.
- Behandeln Sie alle Fette und Öle mit großer Vorsicht. Sie können durch Luft, Temperatur, Licht oder Kontakt mit Metallen schnell ranzig werden, was die Bildung von freien Radikalen begünstigt.

RECHTS: ***Bewahren Sie Butter in Glas- oder Keramikdosen auf, nicht in Metall.***

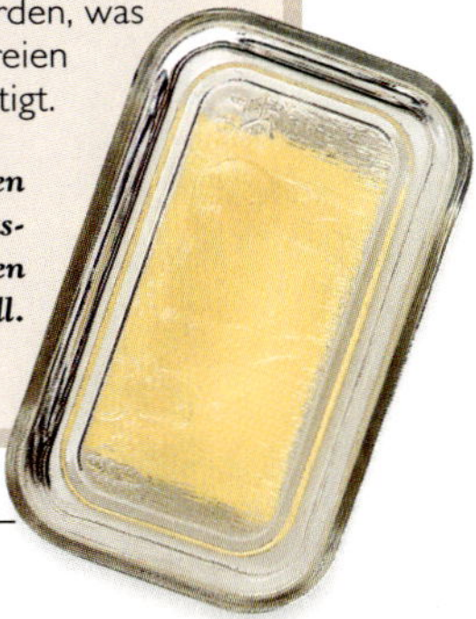

Ernährungs-vorschläge

Die hier gemachten Vorschläge können als Basis für andere diätetische Programme genutzt werden, die der Behandlung spezifischer Beschwerden und der Wiederherstellung der Gesundheit dienen.

Gute Verdauung und Nährstoff-aufnahme

Wenn Sie den folgenden Ernährungsvorschlägen folgen, verbessern Sie Ihre Verdauung, beruhigen die Darmschleimhaut, erhalten essentielle Fettsäuren und fördern die Entstehung einer gesunden Darmflora.

- Essen Sie nur frische Speisen.
- Essen Sie reichlich Obst, faserreiches Gemüse und Vollkornreis.
- Essen Sie mindestens viermal in der Woche ölhaltigen Fisch.
- Nehmen Sie täglich einen Eßlöffel einer Mischung aus gemahlenen Sonnenblumenkernen, Sesam, Kürbiskernen, Leinsamen und Joghurt zu sich.
- Meiden Sie schwere und raffinierte Kost.
- Vermeiden Sie es, konzentrierte Stärken und konzentrierte Eiweiße in einer Mahlzeit zu mischen.

Vollkornreis

- Reich an den Vitaminen B_1, B_2, B_3, B_5, B_6, E und Folsäure sowie an Chrom, Magnesium, Mangan, Molybdän, Phosphor, Kalium, Selen und Silizium.
- Enthält Antioxidantien; reduziert Cholesterin und verringert Oxidationsschäden im Verdauungstrakt.
- Enthält sekundäre Pflanzenstoffe, die das Immunsystem stärken und den Hormonhaushalt regulieren.
- Lösliche Faserstoffe für die gesunde Ausscheidung von Giftstoffen.
- Kurzkettige Fettsäuren heilen die Darmschleimhaut und verhindern einen Aufbau giftiger Bakterien.

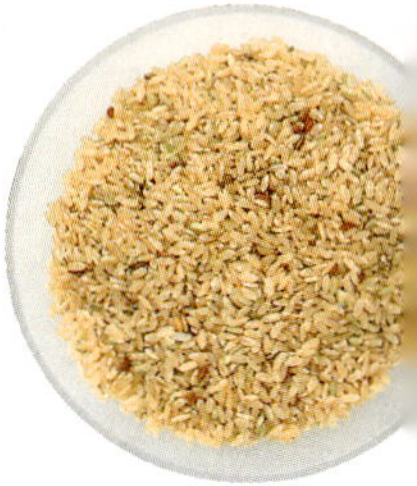

OBEN: **Vollkornreis ist köstlich, gesund und leicht verdaulich.**

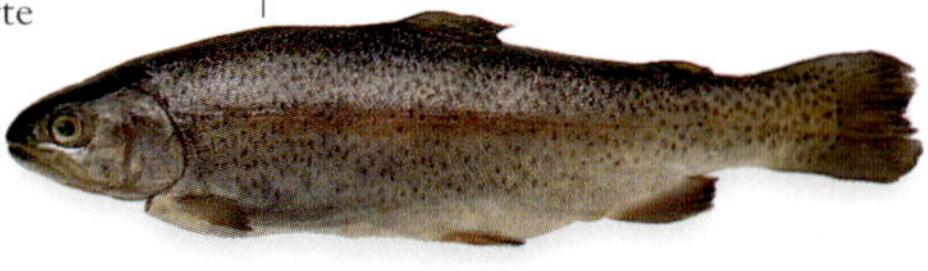

UNTEN: **Ölhaltiger Fisch sollte viermal in der Woche gegessen werden.**

Joghurt mit lebenden Kulturen

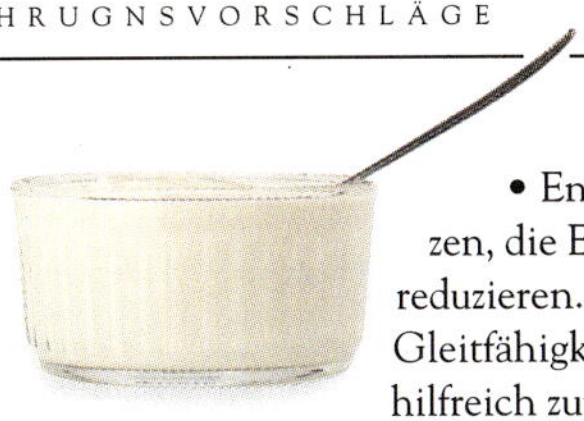

Oben: *Joghurt mit lebenden Kulturen ist ein sehr gesundes Milchprodukt.*

- Da laktosereduziert (mikrobiell in Milchsäure umgewandelt), nur geringe Gefahr einer allergischen Reaktion.
- Milchsäure unterstützt die Aufnahme von Kalzium und Phosphor.
- Milchsäurebakterien balancieren die Darmflora aus.
- Hoher Kalziumgehalt, gut für Knochen und Zähne und zur Beruhigung der Nerven.

Aloe vera

- Mucopolysaccharide – gut zur Bekämpfung von Darminfektionen und Candidabefall.
- Ausgewogene Aminosäuren, Enzyme, essentielle Fettsäuren und mineralische Elektrolyte – gut für das Allgemeinbefinden.

Unten: *Aloe vera ist äußerlich stachelig, besitzt aber viele beruhigende Eigenschaften.*

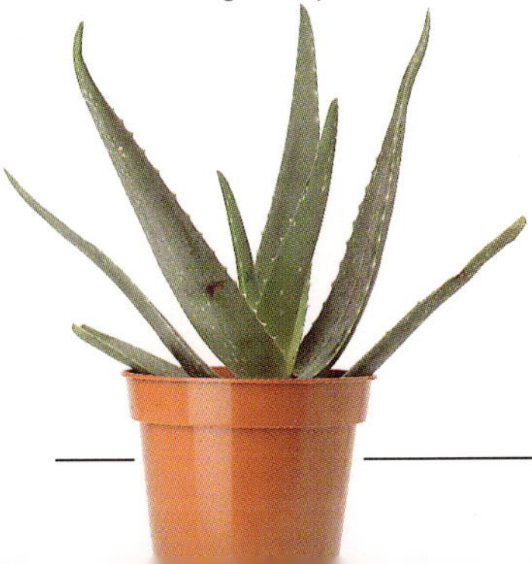

- Enthält Substanzen, die Entzündungen reduzieren. Fördert die Gleitfähigkeit, darum hilfreich zur Beruhigung des Verdauungstraktes und bei arthritischen Beschwerden.
- Fördert ein gesundes Zellwachstum, nützlich zur Heilung des Verdauungstrakts und für die Haut.
- Enthält Substanzen, die bei der Entgiftung von Leber und Dickdarm helfen und damit die Ausscheidung von Abfallstoffen unterstützen – gut bei Verstopfung.
- Unterstützt die Gallenblasenfunktion.
- Fördert die Gesundheit des Herz-Kreislauf-Systems.
- Hilfreich für Asthmapatienten.

Möhren (roh)

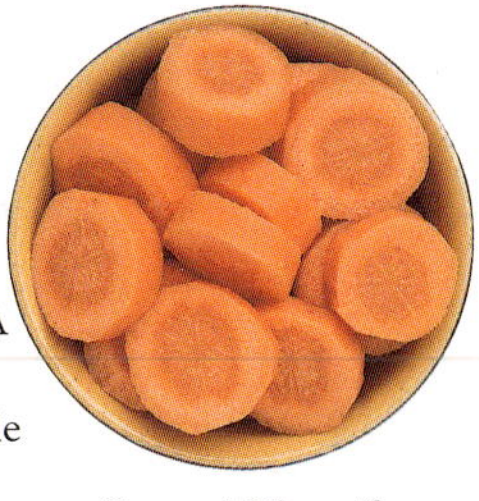

Oben: *Möhren ißt man am besten roh.*

- Beta-Karotin kann in Vitamin A umgewandelt werden – gut für die Darmschleimhaut und die antioxidative Aktivität.
- Phenolsäure, immunstimulierend.
- Ballaststoffe, für eine gesunde Ausscheidung.
- Fruktose, ein schwach glykämischer Zucker; unterstützt den Blutzuckerhaushalt.

Bei Lebensmittel-unverträglichkeit

Wenn Sie eine Unverträglichkeit gegenüber Allergie auslösenden Lebensmitteln haben, sollten Sie sich zwei bis drei Wochen lang an die hier aufgeführten Ernährungsvorschläge halten. Anschließend können Sie nacheinander die einzelnen Lebensmittel wieder probieren.

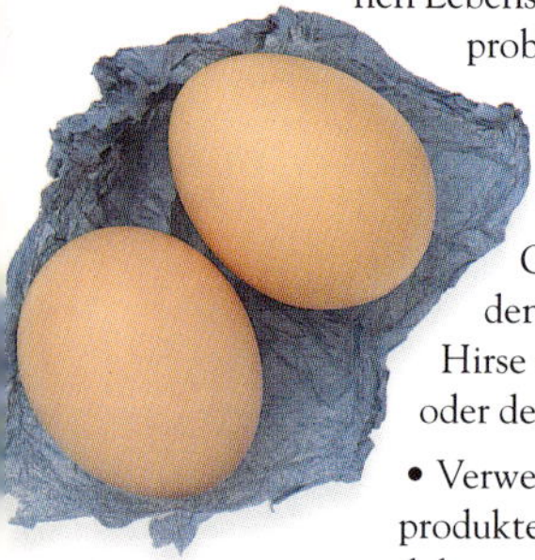

OBEN: ***Eier sollten bei Lebensmittelunverträglichkeit gemieden werden.***

- Meiden Sie Weizen, Roggen, Hafer und Gerste. Verwenden Sie Vollkornreis, Hirse und Buchweizen oder deren Produkte.
- Verwenden Sie Sojaprodukte statt Milchprodukte und Eier.
- Meiden Sie hefehaltige Lebensmittel (z. B. Essig, Brot und fermentierte Produkte).
- Meiden Sie gewöhnlichen Zucker. Verwenden Sie Honig, Ahornsirup oder Fruktose mit Zurückhaltung.

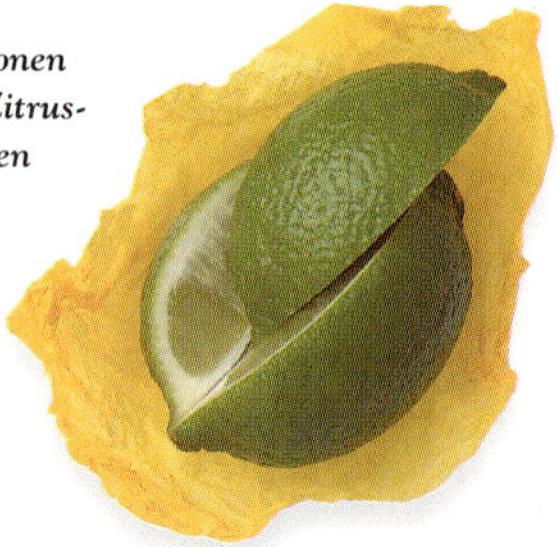

RECHTS: ***Limonen und andere Zitrusfrüchte können Allergien auslösen.***

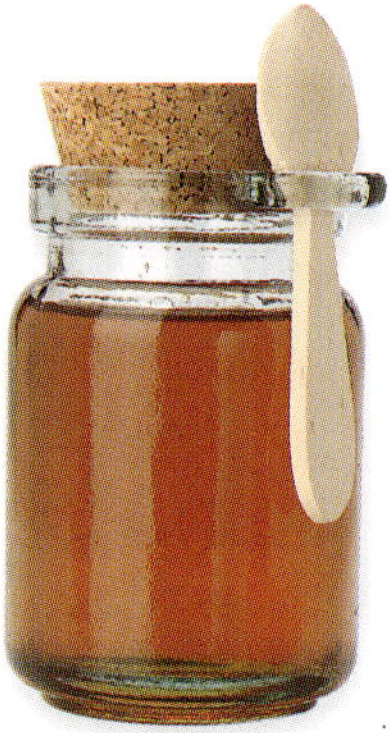

LINKS: ***Ahornsirup kann in kleinen Mengen anstelle von Zucker verwendet werden.***

- Meiden Sie Zitrusfrüchte.
- Meiden Sie alle Zusatzstoffe. Verwenden Sie nur frische Lebensmittel.
- Meiden Sie alle Lebensmittel, gegen die Sie bekanntermaßen allergisch sind.
- Versuchen Sie Vitamin-C-Pulver (1–3 g täglich), um den Organismus zu stärken.

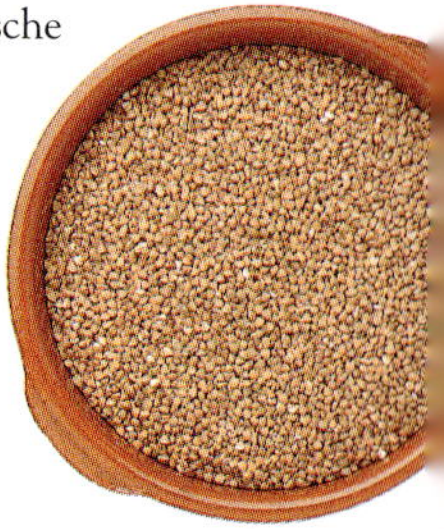

OBEN: ***Buchweizen enthält kein Allergie auslösendes Klebereiweiß.***

Buchweizen

- Enthält kein Klebereiweiß, daher nicht allergen.
- Reich an Vitaminen des B-Komplexes, Magnesium und Molybdän.
- Flavonoide (Rutin) – Vorbeugung gegen Schäden durch freie Radikale.
- Ballaststoffe – gute Ausscheidung von Giftstoffen.

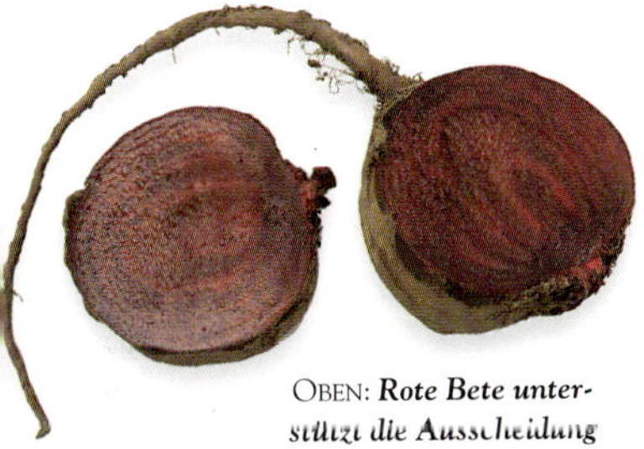

OBEN: ***Rote Bete unterstützt die Ausscheidung von Giftstoffen.***

ROTE BETE

- Dank des Eisengehalts ein exzellenter »Blutbildner«.
- Enthält viele Vitamine (insbesondere Vitamin C) und Mineralstoffe (vor allem Kalzium, Eisen, Phosphor) – für das Allgemeinbefinden.
- Stark basenbildend.
- Flavonoide (Anthocyane) – Vorbeugung gegen freie Radikale.
- Fruktose, schwach glykämischer Zucker zum Ausgleich des Blutzuckerhaushalts.
- Unterstützt die Ausscheidung von Abfallstoffen und fördert den Entgiftungsprozeß.

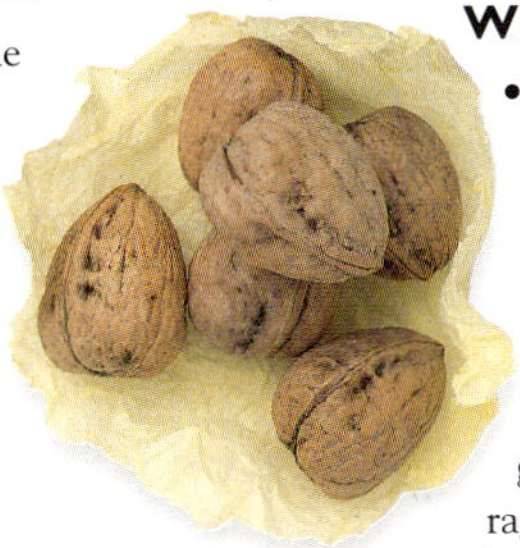

OBEN: ***Walnüsse sind gut für Haut und Gehirn.***

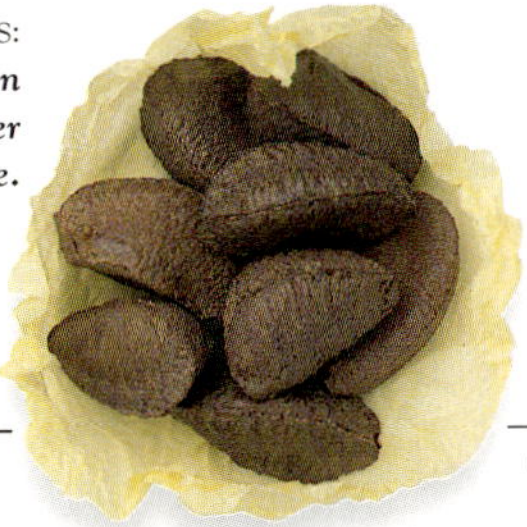

RECHTS: ***Paranüsse helfen dem Blut und der Schilddrüse.***

ALFALFASPROSSEN

- Reich an nahezu jedem Vitamin und Mineralstoff, insbesondere Bor (für starke Knochen).
- Enthalten viele Aminosäuren – für ein gesundes Zellwachstum.
- Enthalten sekundäre Pflanzenstoffe und natürliche Enzyme zur Vorbeugung von Oxidationsschäden, Förderung der Verdauungsfunktion und Entgiftung.

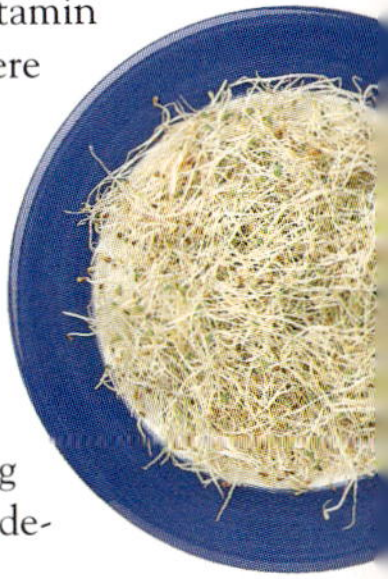

OBEN: ***Alfalfasprossen sind vitaminreich.***

WALNÜSSE

- Enthalten hohe Mengen der meisten Vitamine das B-Komplexes, insbesondere B_6; außerdem Cholin, Inositol, Vitamin E, Kalzium, Kalium, Mangan und Eisen – hervorragend für die Nervenfunktion und das Blutsystem.
- Gute Balance von essentiellen Omega-3- und Omega-6-Fettsäuren – ausgezeichnet für das Herz-Kreislauf-System, gesunde Haut, Hormone sowie Immun- und Gehirnfunktion.

PARANÜSSE

- Viele Vitamine und Mineralstoffe, insbesondere Kupfer, gut für das Blut.
- Enthalten Selen, ein Antioxidans; stärken die Schilddrüsenfunktion.

Entgiftung des Körpers

An drei oder vier Tagen eines jeden Monats oder einmal pro Woche sollten Sie Ihren Körper entgiften:

- Essen Sie nur gekochten Vollkornreis, Hirse oder Buchweizen (keine anderen Getreide).
- Essen Sie viele unterschiedliche Gemüse (rote Bete, Brokkoli, Kohl, Möhren, Blumenkohl, Sellerie, Blattsalat, Kresse, Chicorée, Knoblauch, Zwiebeln, Lauch, Kartoffeln, Paprikaschoten, Alfalfasprossen und andere Keimlinge). Essen Sie gut die Hälfte davon roh.
- Essen Sie viel Obst.
- Nehmen Sie täglich einen Eßlöffel Sonnenblumen-, Kürbiskerne oder Leinsamen zu sich.
- Essen Sie pro Tag eine kleine Menge (rund 60 g) Hülsenfrüchte oder ein, zwei Nüsse als Hauptlieferant für Eiweiß.
- Essen Sie eine sehr kleine Menge (höchstens 25 g) mageres Fleisch oder Fisch pro Tag.
- Meiden Sie alle Milchprodukte, Sojaprodukte, Zucker, Alkohol, Kaffee, Tee, Erfrischungsgetränke, Limonaden etc. Reismilch kann verwendet werden.
- Trinken Sie täglich etwa 2 Liter Mineralwasser.

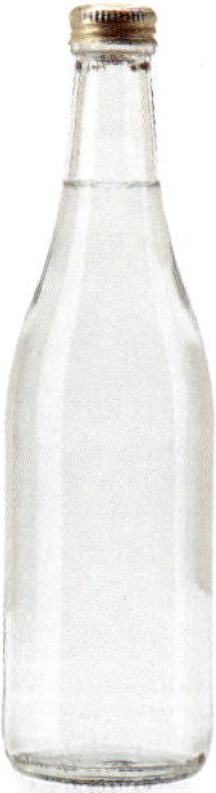

OBEN: ***Trinken Sie viel Mineralwasser, um Giftstoffe auszuschwemmen***

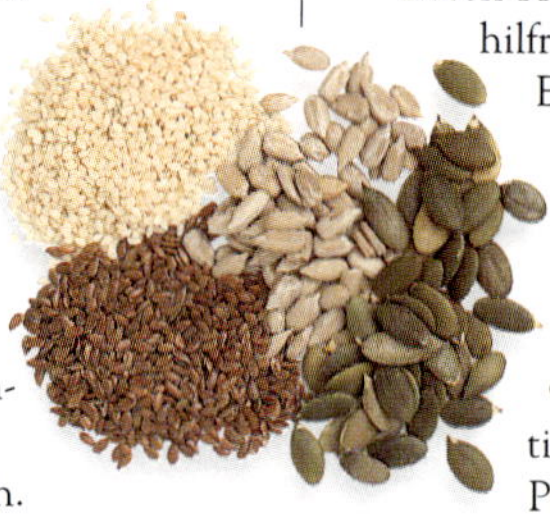

OBEN: ***Samenkörner sind ein wichtiger Teil einer gesunden Ernährung.***

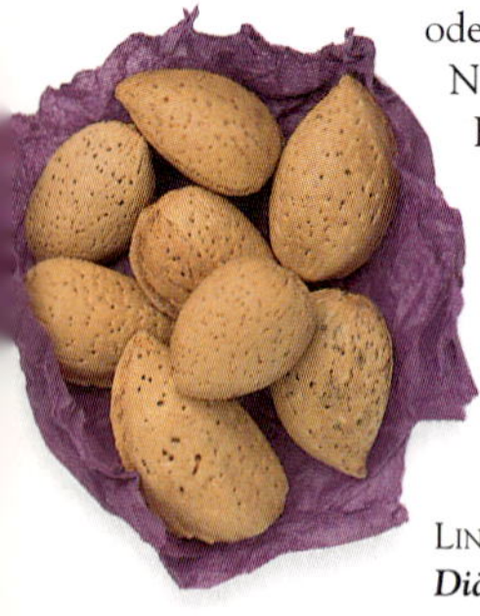

LINKS: ***Entgiftende Diäten erlauben ein bis zwei Nüsse am Tag.***

Rohes Gemüse (insbesondere dunkelgrüne Arten)

- Harmonisiert den Säure-Basen-Haushalt – sehr hilfreich bei der Entgiftung.
- Enzyme, die die Verdauung und die Ausscheidung von Giftstoffen unterstützen.
- Reich an Antioxidantien und sekundären Pflanzenstoffen – immunstimulierend und hormonausgleichend.
- Schwemmt zwecks Ausscheidung Giftstoffe aus dem Gewebe in das Blut aus.
- Reich an vielen Vitaminen (u. a. A, C, E und K), Mineralstoffen (u. a. Kalzium und Kalium) sowie Flavonoiden.

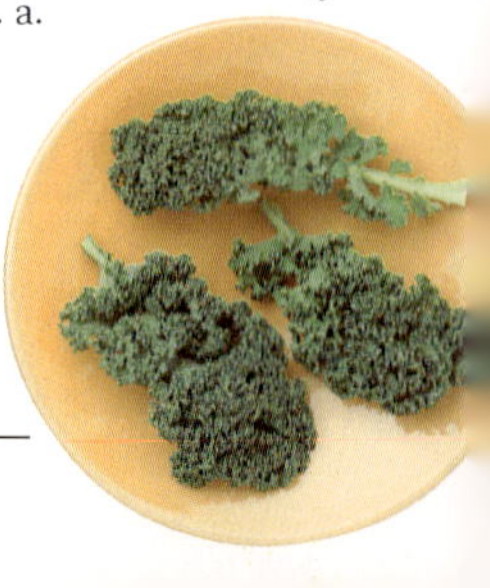

UNTEN: ***Dunkelgrüne Gemüse enthalten verdauungsfördernde Enzyme.***

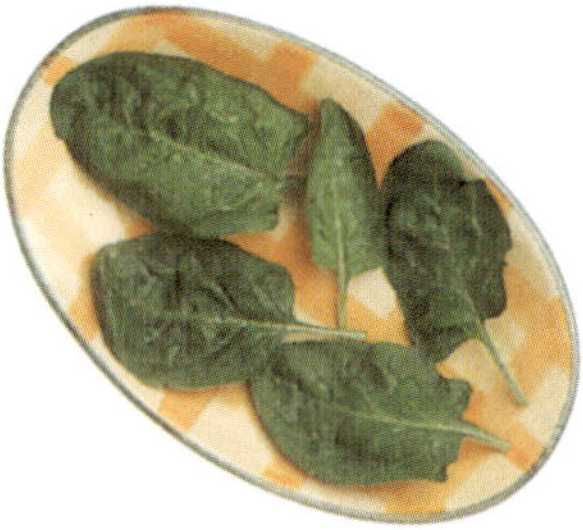

OBEN: *Essen Sie viel Spinat.*

BEI STRESS

Mit diesen Ernährungsvorschlägen schützen Sie Ihren Körper vor den schädlichen Auswirkungen von Streß.

- Essen Sie Gemüse, Obst und andere Lebensmittel, die Antioxidantien und sekundäre Pflanzenstoffe enthalten.
- Meiden Sie alle raffinierten, gegrillten und gebratenen Speisen.
- Essen Sie nicht zuviel. Nehmen Sie täglich fünf oder sechs kleinere Mahlzeiten zu sich, um den Blutzuckerspiegel aufrechtzuerhalten.
- Nehmen Sie hochwertige Multivitamin-/Multimineralpräparate zu sich, die alle essentiellen Nährstoffe, aber besonders Vitamin C und Vitamine des B-Komplexes enthalten.

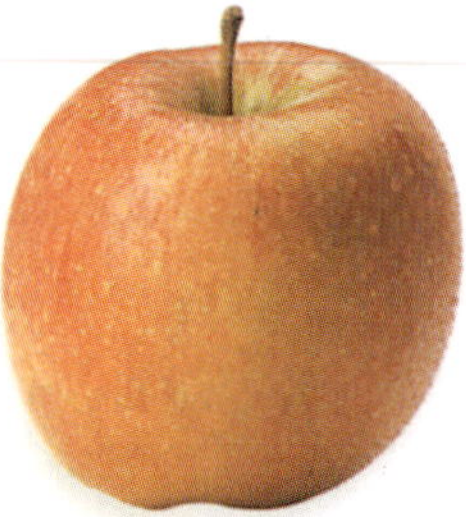

OBEN: *Äpfel sind reich an Antioxidantien und Pektinen.*

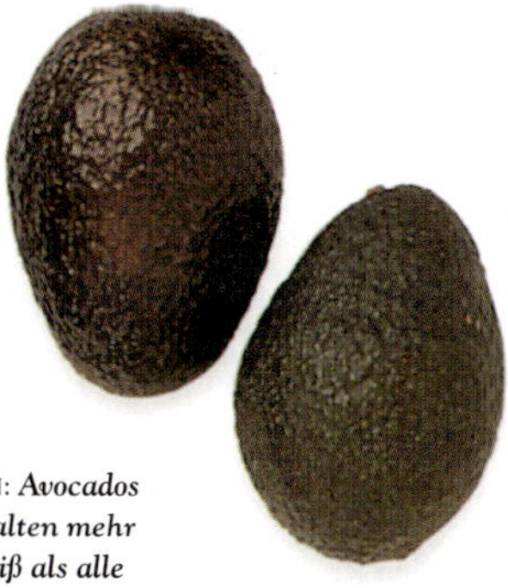

OBEN: *Avocados enthalten mehr Eiweiß als alle anderen Früchte.*

AVOCADO

- Hervorragende Quelle für Kalium, das täglich in hohen Konzentrationen benötigt wird, um durch Streß verursachte Schäden zu mindern.
- Gute Balance von Omega-6- und Omega-3-Fettsäuren – für den Hormonhaushalt.

GINSENG

- Ginseng ist eine hervorragende Ergänzung, da er das Nervensystem stärkt.

UNTEN: *Ginsengtee hilft bei Streß.*

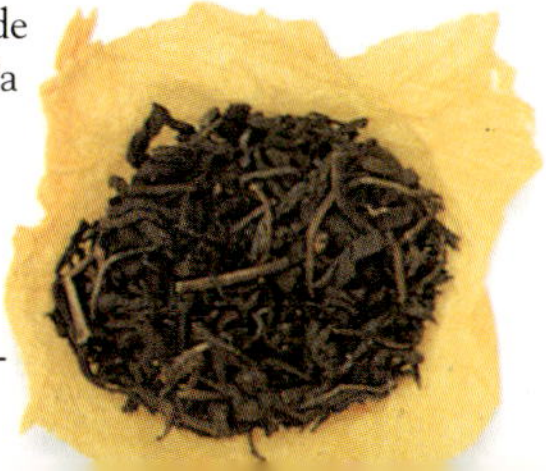

Verbesserung sportlicher Leistung

Wenn Sie regelmäßig Sport treiben, müssen Sie die mit dem Schweiß verlorengegangenen Nährstoffe ersetzen und den Körper mit zusätzlichen Nährstoffen versorgen, die für Energieproduktion und Muskelaufbau benötigt werden. Darum:

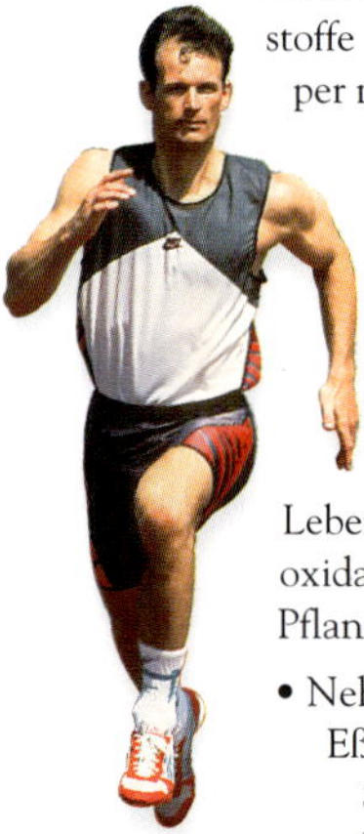

Oben: ***Anstrengender Sport erfordert ein spezielles Ernährungsprogramm.***

- Essen Sie Gemüse, Obst und andere Lebensmittel, die Antioxidantien und sekundäre Pflanzenstoffe enthalten.
- Nehmen Sie täglich einen Eßlöffel Leinsamen, Sesam und Kürbiskerne zu sich.
- Essen Sie vermehrt dunkelgrüne Gemüse sowie andere eiweißreiche Lebensmittel.
- Nehmen Sie täglich Olivenöl und Weizenkeime zu sich.
- Nehmen Sie regelmäßig Melasse zu sich.
- Nehmen Sie ein Multivitamin-/Multimineralpräparat ein.

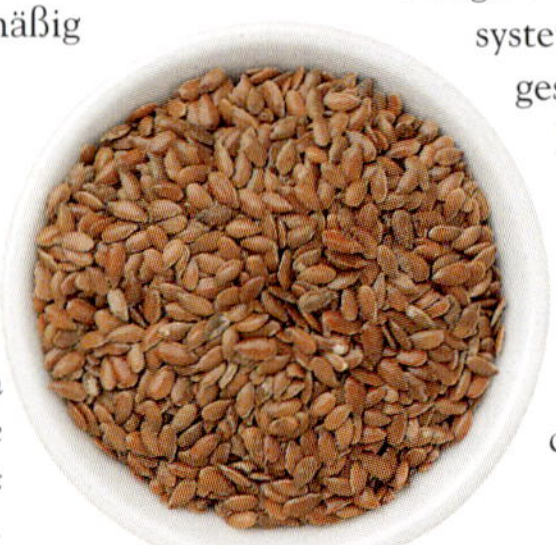

Rechts: ***Leinsamen enthält Mucine, die den Verdauungstrakt schützen.***

Olivenöl

- Enthält viel Vitamin E – antioxidativ; hilft außerdem, das Blut zu »verdünnen«, hält das Herz-Kreislauf-System in Ordnung.
- Kupfer – hilfreich für die Bildung von Blutzellen und als Koenzym.
- Einfach ungesättigte Fettsäuren helfen, das Blutkreislaufsystem gesund zu erhalten, beugen Herzerkrankungen vor.
- Enthält Oleuropein – hilft, den Blutdruck zu senken.

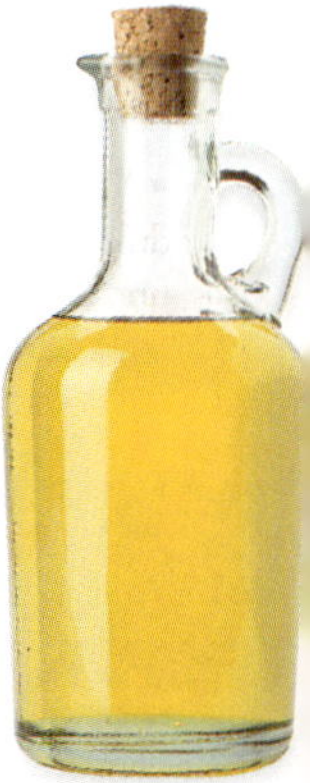

Oben: ***Olivenöl hilft, das Herz-Kreislauf-System gesund zu erhalten.***

Melasse

- Reich an Vitaminen und Mineralstoffen – hervorragend für das Allgemeinbefinden.

Leinsamen

- Reich an Vitaminen und Mineralstoffen – allgemein hilfreich.
- Omega-3-Fettsäuren – für Immunsystem, Hormonhaushalt, gesunde Haut und Muskeln.
- Ganze Leinsamen beugen Verstopfung vor.
- Mucine – für Auskleidung und Schutz des Verdauungstrakts.

FÜR HERZ UND KREISLAUF

Um die Gesundheit des Herzens zu fördern, Ablagerungen in den Arterien vorzubeugen, Cholesterin zu reduzieren und den Kreislauf zu stärken, sollten Sie folgendes beachten:

- Verwenden Sie statt Milchprodukten Sojamilch, Tofu, Reismilch und Hafermilch.
- Bevorzugen Sie ölhaltigen Fisch statt Fleisch.
- Essen Sie reichlich dunkelgrüne und orangefarbene Gemüse und Früchte sowie Zwiebelgewächse, insbesondere Knoblauch.
- Nehmen Sie täglich einen Eßlöffel gemahlener und gemischter Samenkörner, vor allem Leinsamen, zu sich.
- Reduzieren Sie gesättigte Fettsäuren und Zucker auf ein Minimum.
- Meiden Sie alle Lebensmittel, die hydrogenisierte Fette oder Transfettsäuren enthalten.

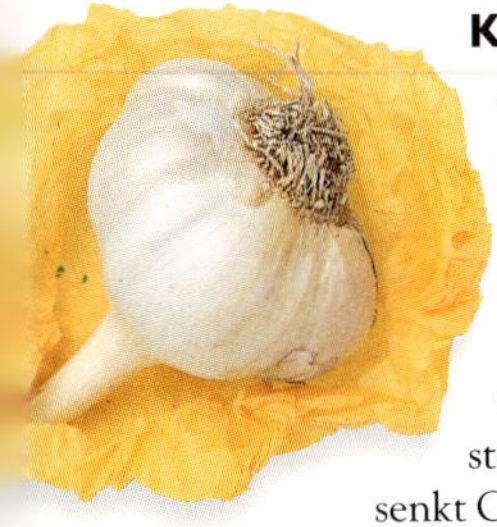

OBEN: ***Knoblauch reinigt das Blut und senkt den Blutdruck.***

KNOBLAUCH

- Schwefel – zur Reinigung des Bluts.
- Selen – ein Antioxidans.
- Germanium – steigert Energie, senkt Cholesterinspiegel und Blutdruck.
- Hervorragend für Herz und Kreislauf, auch dank

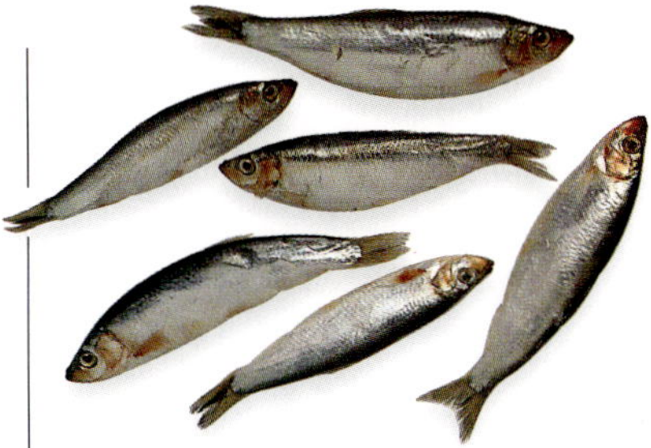

OBEN: ***In ölhaltigem Fisch ist das Öl im gesamten Fleisch und nicht nur in der Leber wie bei Weißfisch.***

seiner Konzentration an Flavonoiden und anderen sekundären Pflanzenstoffen.

- Ein natürliches antibiotisches und pilztötendes Nahrungsmittel.

ÖLHALTIGER FISCH

- Enthält essentielle Fettsäuren – gut für das Immunsystem, den Hormonhaushalt, das Herz-Kreislaufsystem und gesunde Haut.
- Eiweiß in hervorragender Qualität.
- Kalzium – für starke Knochen und Zähne sowie das Nervensystem.
- Viele Vitamine und Mineralstoffe – gut für die Energieproduktion, Nervensystem, Hirnfunktion und Schilddrüsenfunktion.

GINKGO BILOBA

- Enthält Antioxidantien und sekundäre Pflanzenstoffe, die den Blutkreislauf und den Hirnstoffwechsel verbessern und gegen Oxidationsschaden schützen.

KNOCHEN UND BINDEGEWEBE

Um arthritische Beschwerden zu lindern und die Knochendichte zu erhöhen, beachten Sie folgendes:

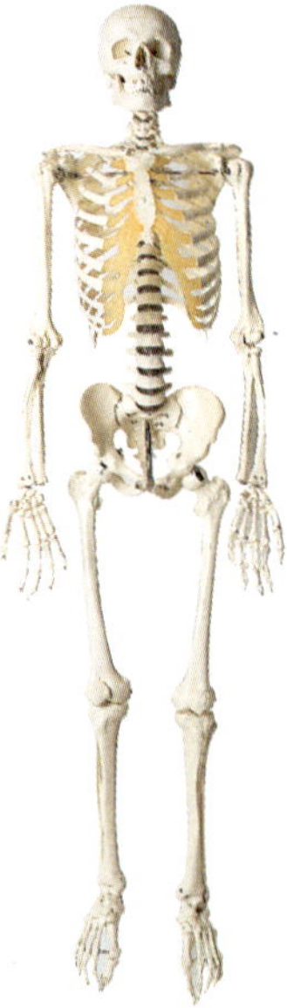

OBEN: ***Gute Ernährung verhindert eine Abnahme der Knochendichte.***

- Ernähren Sie sich reich an antioxidativen Gemüsen und Früchten. Ausnahme sind Nachtschattengewächse (Tomaten, Auberginen, Kartoffeln, Paprika- und Chilischoten), von denen in der Woche nur je 1 Portion von dreien dieser Gemüse gegessen werden sollte.
- Essen Sie reichlich ölhaltigen Fisch und gemahlene Samenkörner, vor allem Sesam und Leinsamen.
- Meiden Sie Milchprodukte; ersetzen Sie sie durch Sojaprodukte und/oder Reismilch.
- Schränken Sie den Verzehr von rotem Fleisch und Nahrungsmitteln ein, die reich an gesättigten Fetten, hydrogenisierten Fetten, Transfettsäuren oder industriell verarbeiteten Fetten sind.

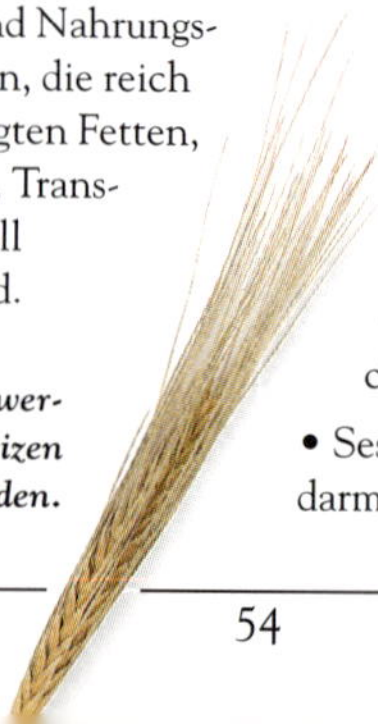

RECHTS: ***Arthritisbeschwerden können durch Weizen verschlimmert werden.***

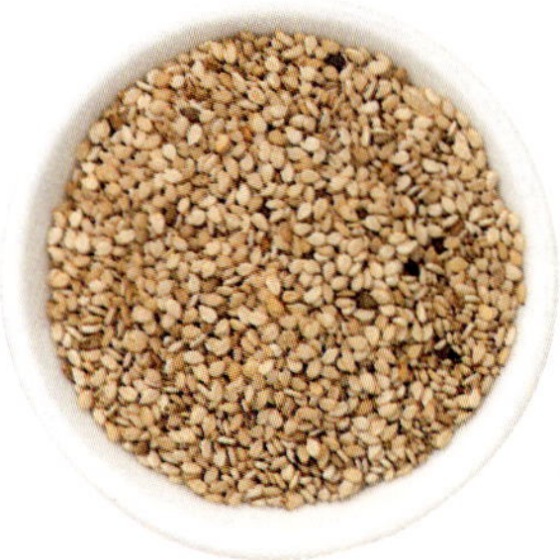

OBEN: ***Sesamkörner sind reich an B- und E-Vitaminen sowie an Kalzium.***

- Meiden Sie Lebensmittelallergene (z. B. Weizen).
- Ergänzen Sie Ihre Ernährung mit Fischölen und anderen entzündungshemmenden Nährstoffen.

SESAMKÖRNER

- Reich an Vitaminen des B-Komplexes – für gesunde Nerven und die Energieproduktion.
- Viel Vitamin E – für ein gesundes Herz-Kreislauf-System.
- Enthalten viel Kalzium, Magnesium und Phosphor – für starke Knochen und Zähne.
- Mangan und Zink – für gesunde Zellen.
- Omega-6-Fettsäuren – für Immunsystem, Hormonhaushalt und gesunde Haut.
- Sesamin – senkt Lebercholesterin.
- Sesamöl – schützt gegen Dickdarmkrebs.

HORMONE IM GLEICHGEWICHT

Diese Ernährungsvorschläge helfen Ihnen, einige Beschwerden des PMS (prämenstruellen Syndroms), der Menstruation und der Wechseljahre zu lindern.

- Wählen Sie Gemüse und Früchte, die reich an Antioxidantien und sekundären Pflanzenstoffen sind, und essen Sie einen Großteil davon roh.
- Essen Sie täglich einen Eßlöffel gemahlene Samenkörner.
- Bevorzugen Sie Fisch, Geflügel und Tofu als Hauptlieferanten für Eiweiße.
- Meiden Sie gesättigte Fettsäuren, rotes Fleisch, Alkohol und industriell hergestellte Lebensmittel.
- Sorgen Sie dafür, daß Ihre Nahrung reichlich Sojabohnen und Sojaprodukte enthält.
- Nehmen Sie täglich ein hochwertiges Multivitamin-/Multimineralpräparat und Nachtkerzenölkapseln.

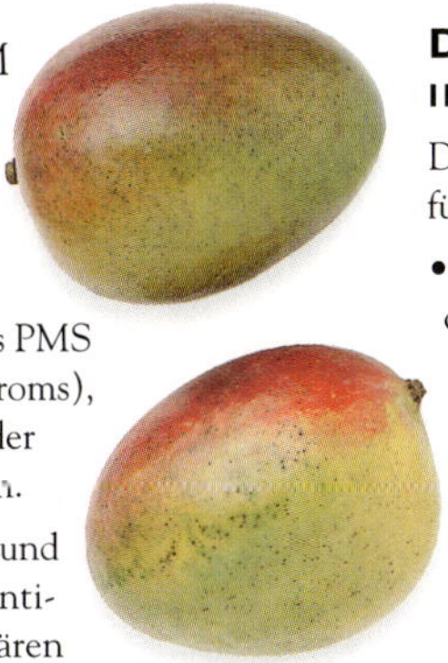

OBEN: ***Mangos sind außerordentlich reich an Beta-Karotin, das der Körper in Vitamin A umwandelt.***

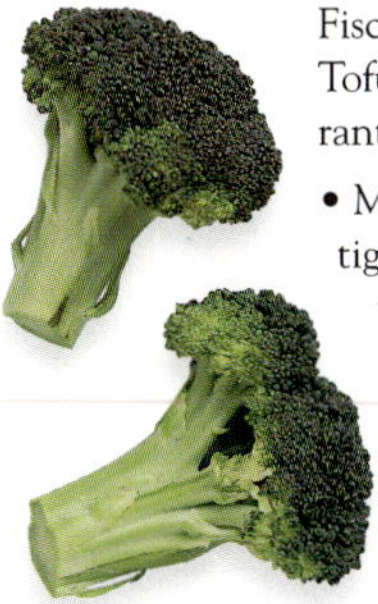

OBEN: ***Es gibt Hinweise darauf, daß Brokkoli krebshemmende Substanzen enthält.***

DIE SOJABOHNE UND IHRE PRODUKTE

Diese Informationen gelten für alle Sojaprodukte.

- Phytoöstrogene – balancieren Sexualhormone aus; hilfreich bei PMS und Menopause.
- Enthalten exzellentes Eiweiß (Tofu) – wichtig für Vegetarier.
- Sekundäre Pflanzenstoffe – zur Unterstützung der Immunabwehr und des Hormonsystems.
- Vitamine (besonders B_6, B_{12}, Biotin), Cholin und Inositol – für gesunde Nerven- und Gehirnfunktionen sowie für die Energieproduktion.
- Viel Vitamin E – für eine gesunde Herz-Kreislauf-Funktion und zur Linderung prämenstrueller Beschwerden.
- Viel Kalzium, Magnesium und Bor – für starke Knochen und Zähne und für das Nervensystem.
- Kalium – unterstützt die Herzfunktion.
- Sojalecithinkörnchen – hilfreich bei der Reduzierung von Cholesterin und bei der Gewichtsabnahme.

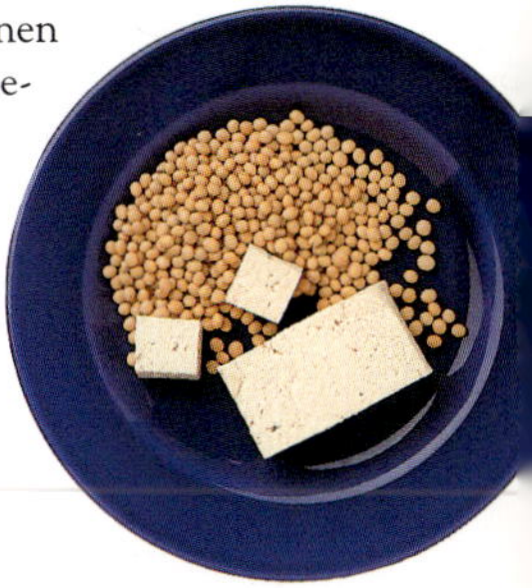

OBEN: ***Sojabohnen und Tofu sind wichtig für einen ausgeglichenen Hormonhaushalt.***

Vorbeugung von Infektionen und Erschöpfung

So stärken Sie Ihr Immunsystem und mindern Erschöpfungszustände:

- Wählen Sie Ihre Gemüse, Früchte und anderen Lebensmittel aus den Tabellen auf den Seiten 41, 42 und 43. Gemüse und Obst enthalten Vitamin C, wirken immunstimulierend und reinigend.

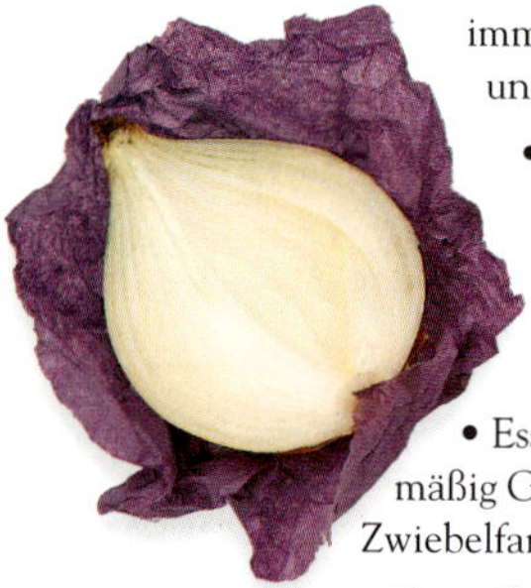

OBEN: ***Die Zwiebelfamilie hilft, Erschöpfung vorzubeugen.***

- Essen Sie möglichst Lebensmittel aus biologischem Anbau.
- Essen Sie regelmäßig Gemüse aus der Zwiebelfamilie.
- Essen Sie täglich mindestens einen Eßlöffel gemahlene Samenkörner, insbesondere Kürbiskerne.
- Trinken Sie Holunderbeersaft.

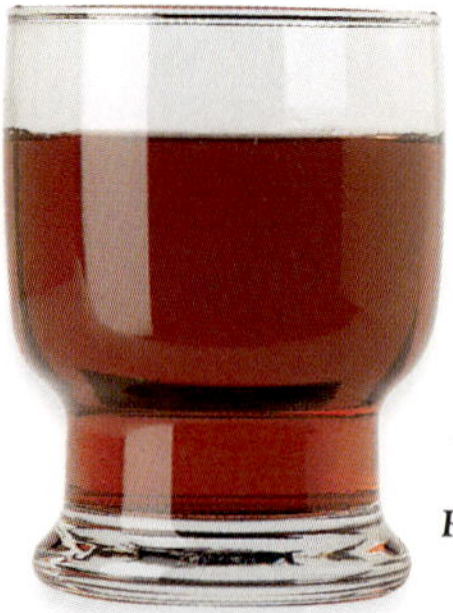

LINKS: ***Holunderbeersaft ist in Reformhäusern erhältlich.***

- Essen Sie wenig Getreideprodukte und keinen Zucker.
- Meiden Sie Milchprodukte und gesättigte, hydrogenisierte Fette; verwenden Sie Sojaprodukte, Reismilch, mageres Fleisch und Fisch.
- Meiden Sie stimulierende Getränke.
- Präparate mit Vitamin C (1–3 g täglich), Beta-Karotin, Zink und Shiitakeextrakt können helfen.

Biologisch angebautes Obst und Gemüse

- Reduziert den Schadstoffgehalt in der Nahrung.
- Für gewöhnlich reicher an Vitaminen, Mineralstoffen, Antioxidantien und sekundären Pflanzenstoffen als Produkte aus nicht kontrolliertem Anbau.

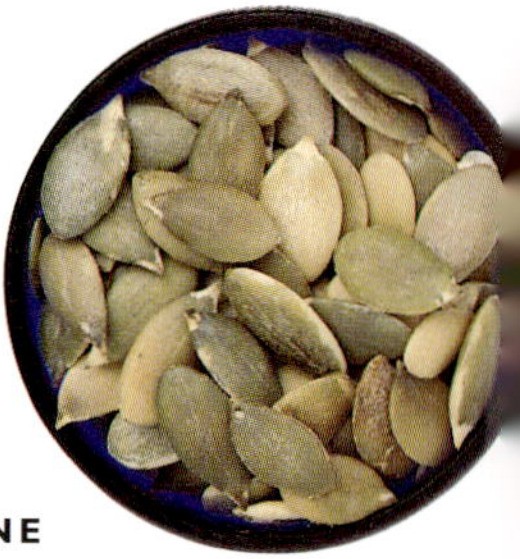

OBEN: ***Kürbiskerne sind gut für das Immunsystem.***

Kürbiskerne

- Reich an Mineralstoffen (insbesondere Zink) – hervorragend für Immunsystem, Wundheilung, gesunde Haut, Hirnfunktion.
- Omega-3-Fettsäuren – für Immunsystem, Hormonhaushalt, gesunde Haut.
- Enthalten B-Vitamine, Folsäure und Vitamin E – für gesunde Nerven und Kreislauf.

GEWICHTSABNAHME

Sie werden feststellen, daß sich Ihr Gewicht nach einigen Wochen mit dem neuen Ernährungsprogramm zu normalisieren beginnt, ohne daß Sie bewußt versuchen müssen abzunehmen. Die folgenden Informationen können dabei helfen.

• Beschränken Sie Ihre Nahrungsaufnahme auf die auf den Seiten 32 und 33 genannten Portionsgrößen und Verhältnisse.

• Nehmen Sie langsam freisetzende Kohlenhydrate zu sich, z. B. ballaststoffreiche Gemüse, Hafer und Hirse.

• Essen Sie täglich Samenkörner, insbesondere Leinsamen. Bockshornkleesamen oder -tee helfen, den Blutzuckerspiegel auszugleichen.

• Verteilen Sie Ihr Essen auf fünf oder sechs kleinere Mahlzeiten pro Tag, essen Sie aber nicht mehr nach 20 Uhr; jede kleine Mahlzeit sollte ausgewogen in Eiweiß- und Kohlenhydratzufuhr sein (siehe auch die Seiten 32 und 33).

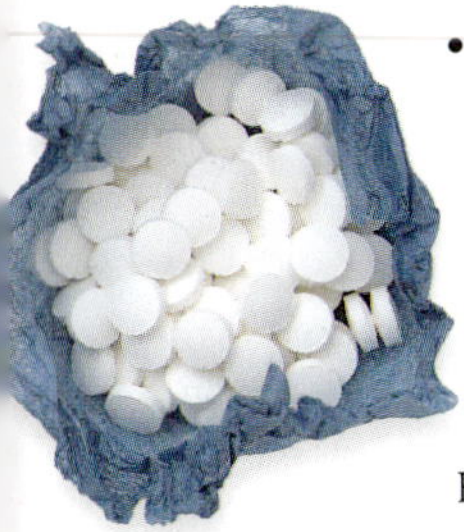

• Meiden Sie Alkohol auf nüchternen Magen; er animiert dazu, mehr zu essen.

• Meiden Sie alle raffinierten Speisen und Fertiggerichte.

OBEN: ***Zink ist ein wichtiges Spurenelement in unserer Ernährung.***

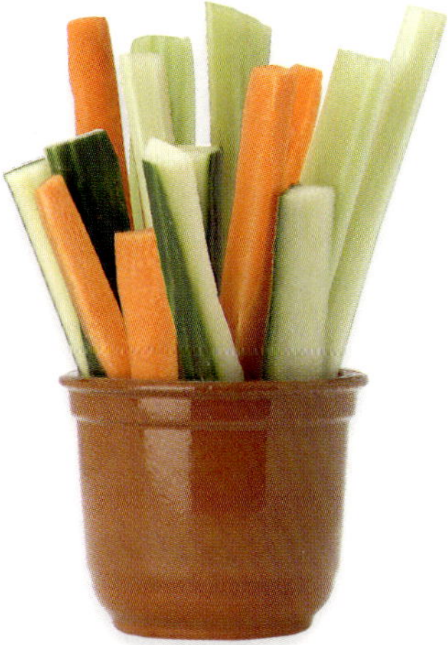

OBEN: ***Rohe Gemüsesticks helfen auf gesunde Weise gegen Hungerattacken.***

• Wenn Sie sich hungrig fühlen, trinken Sie Apfelsaft mit Wasser gemischt (im Verhältnis 1:1) und geben Sie ½ TL Fruktose und ¼ TL Vitamin C-Pulver hinzu.

• Wenn Sie etwas »Solides« als Zwischenmahlzeit benötigen, nehmen Sie eine Schale Rohkost (Möhre, Sellerie, Gurke etc.) und einige Kürbiskerne zu sich.

• Nehmen Sie täglich ein Multivitamin-/Multimineralpräparat ein, das Sie in ausreichender Menge mit allen essentiellen Vitaminen und Mineralstoffen, vor allem den B-Vitaminen, Magnesium, Zink, Selen und Jod versorgt.

Nahrungsmittel für die Gewichtsreduktion

Die folgenden Nahrungsmittel eignen sich besonders gut zur Gewichtsabnahme.

Weizenkeime

- Enthalten viel B-Vitamine, Folsäure (wichtig für Frauen im gebärfähigen Alter), Biotin und mineralisches Eisen – zur Erhöhung des Energieniveaus.
- Vitamin E – für Kreislauf und Hormonhaushalt.
- Cholin und Inositol – für den Fettstoffwechsel und zur Reduzierung von Cholesterin.
- Magnesium, Phosphor, Zink, Mangan und Molybdän – für die allgemeine Gesundheit.

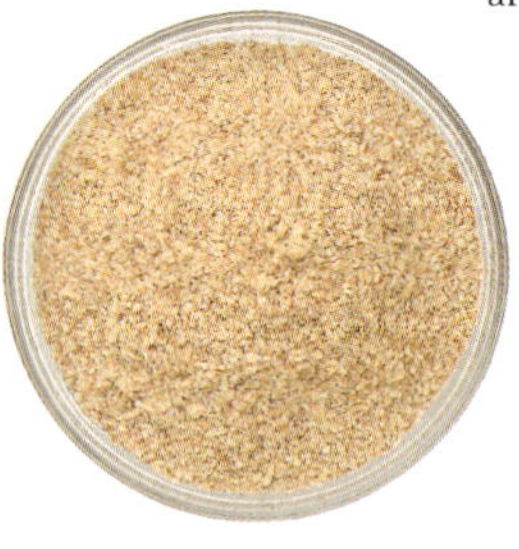

OBEN: ***Weizenkeime sind besonders wertvoll für Frauen im gebärfähigen Alter.***

Seetang

Unter Seetang versteht man Meeresgemüse wie Kelp und Nori.

- Enthält viele Mineralstoffe, insbesondere Jod (für die Schilddrüsenfunktion), Eisen, Kalzium, Kobalt, Magnesium und Silizium.
- Eine hervorragende Quelle von Vitaminen des B-Komplexes, Vitamin D, E und K – für die allgemeine Gesundheit.
- Enthält viele sekundäre Pflanzenstoffe – für die Immun- und Hormonfunktion.

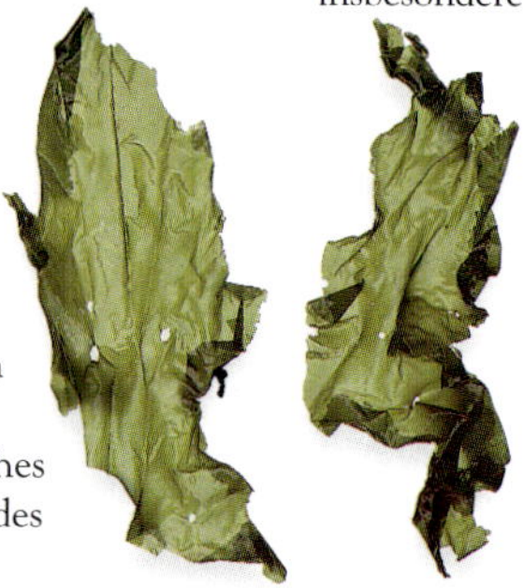

OBEN: ***Seetang ist reich an Jod, das lebenswichtig für die Schilddrüsenfunktion ist.***

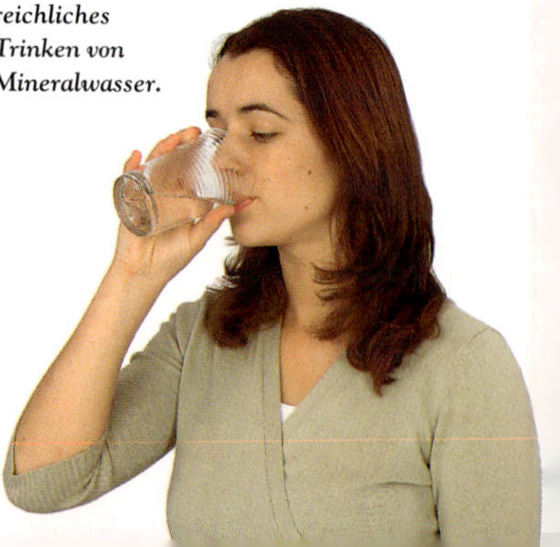

UNTEN: ***Zu einer gesunden Ernährung gehört reichliches Trinken von Mineralwasser.***

Literatur

Burgerstein, L.: HANDBUCH DER NÄHRSTOFFE, Heidelberg

Cooper, K.: GESUNDHEITSFAKTOR ERNÄHRUNG, München

Mäder, B.: VITAMINE, MINERALSTOFFE, ENZYME & CO., München

Naumann, R.: BIOAKTIVE SUBSTANZEN: DIE GESUNDMACHER IN UNSERER NAHRUNG, Hamburg

Oberbeil, K.: GESUNDE ERNÄHRUNG, München

Rauch-Petz, G.: HEILENDE BIOSTOFFE AUS DEM GEMÜSEKORB, München

Tebel-Nagy, C.: PRAKTISCHES KURSBUCH GESUNDE ERNÄHRUNG, Augsburg

Bei der Könemann Verlags GmbH, Köln, sind erschienen:

Shealy, C.: DIE GROSSE ENZYKLOPÄDIE DER HEILKUNDE

Stanton, R.: GESUND UND KÖSTLICH KOCHEN

Sutcliffe, J.: DIE GROSSE ENZYKLOPÄDIE DER ALTERNATIVEN HEILMETHODEN

Adressen

Deutsche Gesellschaft für Ernährung e. V.
Im Vogelsgesang 40
60488 Frankfurt
Tel. 069-976803-0
Fax 069-976803-99

Internationaler Arbeitskreis für Ernährungsmedizin und gesunde Lebensführung
Niedere Str. 24
78050 Villingen-Schwenningen
Tel. 07721-4503
Fax 07721-27218

Ökologischer Ärzteverband e. V.
Braunschweiger Str. 53 b
28205 Bremen
Tel. 0421-4984251

Zentralverband der Ärzte für Naturheilverfahren e. V.
Alfredstr. 21
72250 Freudenstadt
Tel. 07441-2121
Fax 07441-87830

In der gleichen Reihe

ALEXANDER-TECHNIK

ALTERNATIVE MEDIZIN

AROMATHERAPIE

BACH-BLÜTENTHERAPIE

CHINESISCHE KRÄUTERHEILKUNDE

HOMÖOPATHIE

MASSAGE

NATÜRLICHE HAUSMITTEL

PFLANZENHEILKUNDE

REFLEXZONENTHERAPIE

SHIATSU

VITAMINE UND MINERALSTOFFE

YOGA